Martina Herbig

Pilgerreise durch die Seelengärten

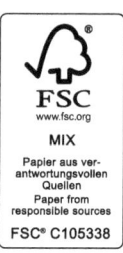

Bibliografische Information der Deutschen Nationalbibliothek:
Die Deutsche Nationalbibliothek verzeichnet diese Publikation in der Deutschen Nationalbibliografie; detaillierte bibliografische Daten sind im Internet über http://dnb.dnb.de abrufbar.

© 2016 Martina Herbig

Illustration: Paul Herbig

Herstellung und Verlag:
BoD – Books on Demand, Norderstedt

ISBN: 978-3-7392-3583-7

Inhaltsverzeichnis

Inhaltsverzeichnis 5
Zur Autorin 7
Einleitung 8
Würde 11
Geburt 17
Die Gärten der Seele 19
  1. Garten des Lebens 19
  2. Garten der Entscheidung 21
  3. Garten des Zweifelns 23
  4. Garten des Mutes 26
  5. Garten der Ängste 29
  6. Garten der Freude 34
  7. Garten der Kraft 36
  8. Garten der Erfahrung 39
  9. Garten der Unwissenheit 41
  10. Garten der Neugier 44
  11. Garten der Erkenntnis 46
  12. Garten der Wut 52
  13. Garten der Wandlung 54
  14. Garten der Kontrolle 56
  15. Garten der Planung 59
  16. Garten des Schmerzes 62
  17. Garten der Trauer 68
  18. Garten der Hoffnung 73
  19. Garten der Barmherzigkeit 76
  20. Garten der Liebe 80
  21. Garten der Weisheit 84
  22. Garten der Ruhe 87
  23. Garten der Träume 90

24. Garten der Dankbarkeit....................................94
Abschied..97
Schlusswort 99
Meine Seelengärten 101
Quellen..104
Weitere Veröffentlichungen von Martina Herbig ..104

Zur Autorin

Ich bin Martina Herbig.
Ich bin Heilpraktikerin und Psychologische Beraterin.
Seit 18 Jahren bin ich selbstständig in meiner Naturheilpraxis tätig. Vorher arbeitete ich 18 Jahre als Krankenschwester im stationären Krankenhausbereich.
Ich habe 50 Jahre Lebenserfahrung und Erfahrung aus meiner Berufung, die ich in meinen Büchern mit allen Menschen, die daran interessiert sind, gern teilen möchte.
Ich teile in meinen Büchern meinen interessierten Lesern meine Erfahrungen mit, die als Anregungen verstanden werden dürfen. Viele Menschen möchte ich auf diese Art und Weise erreichen, ihnen Rat geben, Trost spenden und Mut machen.
Allen Menschen dieser Erde wünsche ich ein würdevolles Leben mit vielen Erfahrungen und reichen Segen.
Weitere bereits von mir veröffentlichte Bücher finden Sie am Ende dieses Buches.

Einleitung

Im Laufe unseres Lebens geraten wir immer wieder in verschiedene Seelenzustände. Mal sind wir vor Freude wie springende Rehe, ein anderes Mal schon zieht es uns die Füße unter dem Boden weg. Wir sind ergriffen von tiefem Schmerz und tiefer Trauer.
Ich habe in diesem Buch die Zustände, in denen wir uns auf der Seelenebene abwechselnd befinden, als Gärten bezeichnet.
Wir pilgern durch unser Leben und durch unsere inneren Zustände, die ich hier in Gärten der Seele beschreiben werde.
Diesen Begriff wählte ich sehr bewusst. In unsere Seelenzustände geraten wir oft unbewusst. Unser Unterbewusstsein versteht die Bilder und die Metapher besser, als einfach stupide Worte. Die Worte werden über den Verstand gewählt und drücken oft das nicht aus, was wir wirklich tief in unserem Inneren fühlen.
Lassen Sie sich mitnehmen, auf die Pilgerreise durch die Seelengärten.
Ich lade Sie recht herzlich ein, liebe Leser, mit mir gemeinsam gedanklich oder auch gefühlt durch unsere Seelengärten zu wandern.
Ständig reisen Sie durch Ihre Seelengärten, ohne dass es Ihnen tatsächlich bewusst ist. Denn immer befinden Sie sich in einem Zustand des Fühlens.
Ich heiße Sie willkommen, dort und hier in diesem Buch anzuhalten, sich verstanden zu fühlen, denn

alles, was Sie erleben, ist normal. Alle Menschen erleben diese Dinge hin und wieder und suchen verzweifelt in manchen Situationen nach Auswegen, weil sie sich selbst für unnormal halten. Doch was ist schon normal? Was der Norm entspricht? Was entspricht der Norm? Können wir unsere Gefühle normen?
Wir sind einzigartige Wesen.
Jeder von uns hat seinen ganz persönlichen Fingerabdruck. So hat jeder von uns auch sein ganz persönliches Erleben und Empfinden. Kein Mensch gleicht dem Anderen, obwohl wir als Menschheit alle eins sind.
Vielleicht fehlt Ihnen beim Lesen noch der eine oder andere Seelengarten, den Sie selbst schon für sich entdeckt haben und für sich selbst beschreiben möchten? Auch dazu lade ich Sie herzlich ein.
Am Ende des Buches habe ich ein paar Seiten Platz gelassen für Ihre persönlichen Seelengärten, die Sie ganz für sich noch ergänzen können, wenn Sie das möchten.
Und nun wünsche ich Ihnen viel Freude, Erkenntnisse und Liebe auf unserer gemeinsamen Pilgerreise durch die Seelengärten.
Gepäck müssen wir auf unsere Reise selbst tragen. Deshalb beschränkt sich der erfahrene Pilger auf das Notwendigste. Wenn es Ihnen zu schwer wird, möchte ich Sie dazu ermutigen, sich zu erleichtern.
Auf der körperlichen Ebene können wir unseren Rucksack leeren, wenn wir Dinge, die wir nicht mehr brauchen, einfach auspacken und zurück lassen.

In seelischen Bereichen helfen uns oft Tränen. Erlauben wir uns zu weinen, erleichtert das unsere Seele. Mit den Tränen können wir uns von Lasten aus unseren seelischen Rucksäcken befreien.

Wie oft haben wir schon gehört, dass wir nicht weinen sollen? Daraus haben wir gelernt, vermeintlich stark zu bleiben und die Tränen zu unterdrücken. Doch die Quelle versiegt nie. Irgendwann ist ein großer Staudamm in uns entstanden, der überlaufen wird. Deshalb ist es gut, seine Tränen anzunehmen, sie willkommen zu heißen, sie einfach zulassen, um sich zu entlasten und wieder frei atmen zu können.

Das Gute ist: Die Zeit der Tränen geht wieder vorbei.

Das Leben wandelt sich, verändert sich von Augenblick zu Augenblick. Nichts bleibt für immer. Auch der allergrößte Schmerz geht vorbei. Darauf können Sie sich in Zeiten der Tränen verlassen.

Würde

Jeder Mensch verdient es, in Würde sein zu dürfen.
In Würde geboren werden, in Würde leben und in Würde sterben.
Die Würde lässt uns achtsam sein.
Achtsam umgehen, mit den Dingen, die Andere bewegen.
Jeder Mensch hat seine Meinungen und Ansichten, hat seine individuellen Bedürfnisse. Diese möchten gern gelebt werden. Vor allem aber möchten sie geachtet werden.
Der Eine achtet die Sorgen des Anderen, auch wenn er den Sinn dafür nicht erkennt. Genauso achtet der Eine die Angst des Anderen, auch wenn er diese nicht nachvollziehen kann.
Ein großartiges Geschenk, welches ich als Mensch meinen Mitmenschen machen kann, ist, ihn zu achten, so, wie er ist. Vielleicht ist es sogar bedeutsamer als die Liebe.
Was nützt es, wenn wir Gefühle der Liebe für einen anderen Menschen haben und ihn gleichzeitig in seiner Einzigartigkeit nicht akzeptieren, wenn wir ihm sozusagen die Würde nehmen?
Die Würde ist der Wert, den der Mensch an sich besitzt. Wie wertvoll ist uns der Andere? Wie wertvoll sind wir uns selbst?
Was mir wertvoll ist, das vermag ich einhundertprozentig zu akzeptieren.

Akzeptanz heißt: „Ich sage ja zu dir, mit dem, was du bist, mit dem was dich führt."

Mit der Akzeptanz lassen wir den Anderen in seiner Würde.

Wir sagen ihm: „Du bist wertvoll."

Jeder von uns ist ein göttliches Wesen, dem Achtsamkeit gebührt.

Tolerieren wir etwas, so nehmen wir etwas hin. Toleranz ist ein Schritt vor der Akzeptanz. Toleranz bedeutet: „Na ja, ich kann es nicht ändern. Ich lasse es Mal so stehen."

Akzeptanz hingegen bedeutet: „Ich respektiere dich mit deinen Werten und nehme dich voll und ganz an."

Akzeptanz ist das unabdingbare Vorgehen, das uns in die unantastbare Würde zum Anderen führt.

Egal, in welchem Garten ein Mensch sich befindet, egal, wie er mit Situationen auch umgeht, es gilt nicht, ihn zu verurteilen. Auch, wenn wir selbst erkennen, wie er es besser machen könnte. Er kann es halt im Moment nicht besser.

Wir können eine Situation und das Verhalten eines Mitmenschen nur dann einschätzen, wenn wir selbst diesen Weg schon einmal gegangen sind, wenn wir selbst damit Erfahrungen sammeln durften. Dann können wir ein Gefühl dafür entwickeln, wie es dem Anderen gerade ergeht.

Ich kann immer klug reden, wenn ich einen anderen Menschen in seiner Situation betrachte. Ich bilde mir dann ein zu wissen, was dieser Mensch zu tun hätte, damit es ihm besser geht. Doch weiß ich es wirklich? Kann ich mich wirklich in seine Situation hinein versetzen? Kenne ich seinen Plan, seine Seelengärten, seine Umwelt so genau, dass ich mir anmaßen kann, über diesen Menschen ein Urteil zu fällen und zu behaupten, dass ich es besser weiß?

Wir Menschen sind hier, um im Menschsein zu lernen. Dabei sind Fehler nicht ausgeschlossen. Sie liegen auf unseren Wegen. All die Versuchungen werden uns auf unserem Pilgerweg des Lebens förmlich auf dem Tablett serviert, dass wir sie auch sehen. Dann können wir uns entscheiden, ihnen zu erliegen oder ihnen zu widerstehen. Wer möchte darüber urteilen, wenn Menschen ihren Versuchungen folgen? Sie probieren, studieren, fallen hin, stehen wieder auf und das Spiel beginnt von vorn. Sie suchen, finden, verlieren und gewinnen. Das alles ist Menschsein. Das alles ist menschlich.

So manches Mal gehen wir Umwege, um zum Ziel zu kommen. Was ist daran schlimm? Auch auf den Umwegen liegen Chancen. Hätten wir das nicht getan, wüssten wir es nicht. Hin und wieder landen wir auch einmal in Sackgassen. Was ist daran schlimm? Auch aus Sackgassen kann man wieder hinaus fahren.

Das alles ist Leben!

Es verdient es, wertvoll zu sein, in Würde zu sein.

Wann verlieren wir unsere Würde?

Wenn wir nicht akzeptiert werden, wie wir sind.

Wenn wir uns selbst nicht akzeptieren, wie wir sind.

Auch, wenn wir Fehler gemacht haben, was ist schon dabei? Bestmöglich lernen wir daraus und wiederholen den gleichen Fehler in der nächsten

Chance nicht noch einmal. Dann dürfen wir es besser oder einen anderen Fehler machen.

Die Selbstverurteilung ist ein getarntes System unseres inneren Kritikers, der sein wachsames Auge über unsere Taten hält. Im Garten der Zweifel werden wir noch sehen, dass Zweifel durchaus gut sind. Doch die Selbstverurteilung liegt nicht im Zweifel, sondern in unserem inneren Kritiker verborgen. Manchmal wird aus der Selbstverurteilung Selbstsabotage.

Damit nehmen wir uns selbst die Würde.

Ebenso nimmt uns das Urteil Anderer oft die Würde.

Wir müssen dann hart beweisen, dass wir es doch besser können, bis uns die Würde wieder zuteil wird, wenn dies überhaupt geschieht.

Auch, wenn uns andere Menschen oft gut gemeint und aus Liebe unsere Bürde abnehmen wollen, kann uns die Würde verloren gehen.

Es gibt Dinge, die müssen wir einfach selbst erledigen. Haben wir Unrecht getan und ein Anderer ist zu Schaden gekommen, müssen wir das selbst wieder ausgleichen.

Oder es ist uns etwas nicht gelungen, was wir mit ein bisschen mehr Einsatz hätten besser machen können und ein Anderer übernimmt es für uns, unterliegen wir der Möglichkeit des Wertverlustes.

Eltern sollten nicht für ihre Kinder die Hausaufgaben machen. Auch, wenn es gut gemeint ist, es ist keine wirkliche Hilfe.

Unterstützung dürfen wir geben. Das, was der Andere selbst erledigen kann, lassen wir ihn machen. Am Ende schafft er es allein.

Wem nützt es, wenn ein Anderer ständig seine Aufgaben für ihn erledigt? Wer bin ich dann noch, wenn ich nichts selbst machen darf?
Ständig bin ich noch zu klein, zu jung, zu unerfahren. Wieder behaupten Andere, es besser zu wissen oder zu können.
Daran sehen wir: Die Würde des Menschen ist im Leben doch sehr leicht antastbar.
Wir verlieren aber auch die Würde, wenn wir hochmütig sind, leichtfertig über Fehler hinwegsehen und sie wegkaschieren.
Sind Fehler geschehen, die Andere verletzt haben, so ist das natürlich dramatisch. Aber Fehler geschehen nun Mal, es ist menschlich. Bewusst oder unbewusst werden Menschen durch ihre Mitmenschen verletzt. Was dann?
Was ist dann gut, um die Würde zu erhalten?
Aufrichtiges Einsehen und nachfolgende Reue über das Dilemma lässt die Würde bestehen. Wer nur leichtfertig mit den Gefühlen Anderer umgeht, meint immer Recht zu haben, sich selbst nie hinterfragt, wird zwar sich selbst in diesem Augenblick würdevoll sehen. Doch irgendwann könnte ein Tag kommen, an dem diese „Scheinwürde" in Frage gestellt wird.
Würde bedeutet einerseits, sich nicht selbst immer wieder zu sabotieren, andererseits aber auch, sich selbst demütig zu verhalten und sich nicht als Nabel der Welt zu betrachten.
Sich selbst immer wieder zu hinterfragen, ist ein wichtiges Unternehmen. Das wird uns nicht belasten, sondern eher entlasten. Wenn wir uns weniger

wichtig nehmen, können wir weniger ins Unrecht fallen.

Aus Höhenflügen fallen wir auf die Erde mit voller Wucht.

Das können wir vermeiden, wenn wir rechtzeitig erkennen, wie wichtig wir wirklich sind.

Wir sind einzigartige göttliche Wesen. Und wir sind in der Gesamtheit der Menschen, der Gesamtheit des Lebens ein kleines Sandkorn, nicht mehr und nicht weniger.

In den Garten des Lebens treten wir ein, wenn der Platz in unserer Mutter zu eng geworden ist. Dann verlassen wir das Paradies und sammeln Erfahrungen auf unserer Reise durch das Leben.

Welche wunderbaren Aussichten!

Spannender, als jeder Film, den wir sehen, kann unser Leben sein, wenn wir es wirklich betrachten und wahrnehmen.

Willkommen im Leben!

Hier ist dein neues zu Hause!

Nun reisen wir los.

Wir beginnen mit dem ersten Schritt ins Leben, mit der Geburt.

Geburt

Wir reisen durch unser Leben und gehen unsere Lebenswege. So pilgern wir auf den Wegen des Lebens durch die Gärten unserer Seele.
Mal geht es uns gut, mal geht es uns schlecht. Wir zweifeln und wir sind mutig. Es gibt Tage, an denen können wir die Welt umarmen, es gibt auch welche, an denen wären wir lieber im Bett geblieben.
Wir wollen das Leben erkunden, es erfahren. So viel bekommen wir geschenkt, dass wir es zu uns nehmen können und daran reifen.
Wir pilgern durch unsere Gärten der Seele, die wohl spannendste Reise im Leben.
Dabei bewegen wir uns immer vorwärts. Wir gehen nie zurück. Die Zeit bewegt sich vorwärts und wir wandern in unserer Zeit durch die Gärten unserer Seele.
Wir wandern von der Geburt bis zum letzten Tag in der Zeit. Die Zeit, die wir haben, ist unser Geschenk. Wir haben nichts dafür getan. Das Leben wurde uns geschenkt.
Wir werden aus der wohligen Umgebung des warmen Wassers aus dem Schoß unserer Mutter in eine kalte Atmosphäre getrieben. Wir können nichts dagegen tun.
Wir werden hinaus getrieben aus dem Paradies in das Leben.
Wie empfängt uns das Leben?
Hier ist nun unsere neue Heimat.

Noch können wir nicht die Füße auf den Boden stellen. Wir können auch noch nicht sagen, was uns fehlt.
Alles ist so neu und unbekannt.
Wir wurden geschaukelt durch den Atem der Mutter.
Kam vorher die Nahrung, ohne dass wir etwas dafür tun mussten, einfach wie im Schlaraffenland.
Jetzt müssen wir saugen, schlucken, atmen. Alles allein!
Ob wir brüllen und schreien, oder ob wir ruhig sind.
Alles, was die Menschen vor uns erlebt haben, unsere Eltern, unsere Großeltern ist bereits wie ein großes Netzwerk in unserem Gehirn gespeichert. In uns schlummern bereits die Programme unserer Ahnen und bilden einen Teil unserer Seelengärten.
Wir betreten dieses Leben nicht als unbeschriebenes Blatt. So viel ist schon da und wurde für uns vorbereitet.
Alle diese Seelengärten, die für uns angelegt wurden, werden wir eines Tages betreten und sie wieder verlassen, zu ihnen zurückkehren und wieder weiter wandern. In ihnen werden wir uns bewegen. In manchen verweilen wir viele Stunden, dann wieder wechseln wir sie im Sekundentakt.
Wir sind in den Gärten unterwegs, während wir durch unser Leben reisen.

Die Gärten der Seele

1. Garten des Lebens

Den ersten Garten, welchen wir betreten, ist der Garten des Lebens.
Wir betreten ihn mit unserer Geburt und verlassen ihn wieder mit unserem Tod.
Der Garten des Lebens stellt das Zentrum dar, von dem aus wir in alle anderen Seelengärten wandern, aus ihnen zurückkehren, um uns wieder für einen anderen zu entscheiden.
Hier in diesem Zentrum sammeln wir unsere Werke, die wir aus den anderen Gärten mitbringen. Wir sammeln hier auch unsere Geschenke, die wir aus den anderen Gärten erhalten.
Die Seelengärten sind schon angelegt.
Es gibt in ihnen schon Wege und Quellen.
Alle Menschen, die vor uns waren, unsere Eltern, Großeltern und Urgroßeltern haben diese Gärten schon bestellt.
Wir übernehmen das Erbe.
So, wie wir die Gene übernehmen.
Aus diesem Erbe dürfen wir Neues erschaffen, es achtsam behandeln. Dankbar dürfen wir uns in den Seelengärten bewegen, wenn wir hin und wieder erkennen, dass wir das Rad nicht neu erfinden müssen. Es ist schon für uns da.
Auch unsere Seelenpläne, die Gott - oder wer es anders will, die das Leben - mit uns hat, sind bereits als Wege in den Gärten angelegt.

Wir haben nun die Möglichkeiten, in den Seelengärten auch unsere Vorstellungen mit einzubringen. Doch wird wohl ein Leben nicht ausreichen, um sie komplett umzugestalten. Das ist nicht das Ziel und ebenso außerhalb unserer Möglichkeiten.

Wir wandeln, pilgern durch die Seelengärten, durch die so viele vor uns schon gepilgert sind.

Betreten wir sie achtsam, dass wir die zarten Pflänzchen, die für uns angelegt sind, nicht zertreten.

Pflanzen wir neue, gute Pflänzchen, die Früchte tragen, für die, die nach uns kommen. Auch sie dürfen noch ihre Freude an den Seelengärten haben.

Ernten wir die Früchte, die für uns gedeihen, dass wir wachsen und reifen können, so, wie es die Früchte selbst uns zeigen.

Möge das Leben gut zu uns sein!

Mögen wir uns stets bemühen, trotz unserer Menschlichkeit, so gut wir es können, ebenso gut zu dem Leben zu sein.

Wir stehen im Zentrum. Im Garten des Lebens.

Welch ein Wunder!

Welch ein Geschenk!

2. Garten der Entscheidung

Wir entscheiden, was wir diesen Seelengärten, die schon vorbereitet auf uns warten, hinzufügen.
Wen oder was lassen wir eintreten in unsere Gärten? Welche Gärten hinterlassen wir, wenn wir gehen, denen, die nach uns kommen?
Haben wir die Gärten wohlbehütet? Waren wir gute Gärtner?
Jeden Tag treffen wir Entscheidungen. Wir kehren ständig hier ein, in den Garten der Entscheidungen.
Es ist gut, dass wir uns ständig entscheiden müssen. Daraus lernen wir enorm viel.
Wenn wir uns für etwas entscheiden, entscheiden wir uns vielleicht gegen etwas anderes. Ich kann nicht gleichzeitig nach Berlin und nach Hamburg fahren. Ich kann auch nicht zwei Berufe gleichzeitig lernen. Ich muss mich entscheiden!
Wer sich nicht entscheidet, der verweilt für lange Zeit im Garten der Entscheidungen. Er kommt bei einigen Problemen nicht weiter. Irgendwo hat er sich in diesem Garten eingerichtet und sitzt in der Falle der Grübelei. Er weiß nicht, wie er sich entscheiden soll.
In den ersten Lebensjahren, während der Kindheit, werden noch viele Entscheidungen für uns getroffen. Wir haben keine Wahlmöglichkeiten. Wir müssen die Schule besuchen, essen, was uns bereitgestellt wird, schlafen, wenn wir ins Bett gebracht werden usw.
Die Erwachsenen treffen für uns die Entscheidungen.

Manchmal wünschen wir uns als Kind, endlich selbst erwachsen zu sein. Das wünschen wir uns vor allem, weil wir selbst Entscheidungen treffen möchten. Wir glauben, es selbst zu wissen, ob wir eine Mütze aufsetzen möchten, wenn es die Wetterlage verlangt. Noch verlangt es die Mutter. Ihr müssen wir folgen, auch wenn wir meinen, es besser zu wissen. Das bringt so manche Rebellion mit sich.

Viele moderne Eltern verzweifeln an diesen Situationen in der heutigen Zeit und lassen die Kinder gewähren. Ob das immer ein Vorteil ist, ist die Frage. Kinder können sich noch nicht wirklich entscheiden.

Stellen wir einem kleinen Kind einen grünen und einen roten Pudding auf den Tisch mit der Frage, welchen es essen möchte, werden wir erleben, dass beide halb aufgegessen werden, der Rest landet wahrscheinlich im Abfall.

Das kleine Kind ist überfordert mit dieser Entscheidung. Klüger ist es, heute den roten und morgen den grünen Pudding zu liefern.

Kinder lernen von Erwachsenen, die kluge Entscheidungen treffen.

Von den klugen Entscheidungen, die von den Eltern und den Generationen vor uns getroffen wurden, gedeiht unser Seelengarten der Entscheidungen.

Wenn die Zeit reif ist und die guten Grundlagen gelegt wurden, kann das Kind seiner Entwicklung entsprechend eigene Entscheidungen treffen. Die Eltern dürfen nun dem Kind den eigenen Stab überreichen, wenn es diese Verantwortung übernehmen kann.

Schritt für Schritt lernen wir, selbständig zu werden. Das Leben fordert von uns jeden Tag, jede Sekunde eine Entscheidung.

Vielen Menschen fällt es sehr schwer, sich zu entscheiden. Sie fürchten die Fehlentscheidung. Deshalb zögern viele, jedoch ist auch das Zögern eine Entscheidung.

Sitze ich zwischen zwei Dingen und entscheide mich für keines von beiden, weil ich hadere, dann ist das auch eine Entscheidung. Ich habe mich gegen beide Möglichkeiten ausgesprochen. Am Ende treffen wir immer eine Wahl.

Haben wir uns erst einmal zu etwas entschlossen, gehen wir in den nächsten Garten.

3. Garten des Zweifelns

Haben wir eine Entscheidung getroffen und das Leben nimmt mit ihr seinen Lauf, beginnen wir oft zu zweifeln.

Alle Menschen, die vor uns waren und diesen Seelengarten betraten, hatten ebenfalls ihre Zweifel.

Zweifel sind berechtigt und durchaus von Vorteil.

Mit dem Zweifel hinterfragen wir uns. Haben wir das wirklich richtig gemacht? Ist das wirklich das Beste für mich und die Menschen, die mit mir sind?

Oft wird der Zweifel als Blockade dargestellt und es wird ihm Schlechtes nachgesagt.

Doch der Zweifel ist ein guter Begleiter.

Er verhindert, dass wir hochmütig werden, uns selbst überschätzen und andere überrennen.
Wir zweifeln also berechtigt. Wir glauben nicht einfach alles. Zweifel lässt uns die Dinge, die da sind und behauptet werden, überprüfen.
Der Garten des Zweifels wurde uns geschenkt, um innezuhalten.
Wir überdenken unsere Entscheidung noch einmal. Wir lassen uns in diesem Garten Zeit. Vielleicht überschlafen wir unsere Entscheidung auch noch einmal und sehen aus dem Garten der Träume, die Dinge ganz anders.
Zweifel ist gesund und richtig.
Doch es gibt auch den ungesunden Zweifel.
Schon unsere Ahnen haben diesen Seelengarten für uns gestaltet und einige Wege für uns angelegt.
Wie verlaufen diese Wege?
Wollen wir sie betreten und in diesen Spuren gehen, oder legen wir neue Wege an?
Vielleicht sitzt da die Mutter oder auch der Großvater? Sie haben viel gehadert und gezweifelt?
Können wir ihre Wege erkennen und akzeptieren?
Wenn es so ist, dürfen wir andere Wege beschreiten.
Sonst müssen wir sie ebenfalls gehen.
Urteile nicht über die, die vor dir ihr Bestes gegeben haben. Irgendwann wirst du selbst ihre Wege gegangen sein.
Machen wir uns frei von den angelegten Wegen, dürfen wir neue ausprobieren.
Versöhnen wir uns mit den Menschen, die vor uns waren. Versöhnen wir uns, sind wir die Söhne und Töchter, die verbunden sind. Erkennen wir, dass auch

wir selbst das, was wir an unseren Vorfahren verurteilen, in uns haben. Eigentlich verurteilen wir es auch deshalb. Es stört uns an den anderen, weil wir es in uns fühlen und nicht haben wollen.

Im Versöhnen liegt die Kraft. Wenn wir das, was in uns ist, erkennen, können wir damit gehen und Neues erkunden. Solange wir das, was in uns ist, nicht erkennen und akzeptieren, müssen wir es aushalten, bis wir es endlich erkennen.

Danke für das ererbte Potenzial!

Es sind meine vorbereiteten Wege, die ich selbst noch gestalten kann. Wären sie nicht da, wäre auch ich nicht da.

Danke für den gesunden Zweifel. Er lässt mich wach sein und bewahrt mich vor Schritten, die ich später vielleicht bereuen würde.

Der gesunde Zweifel ist mein treuer Freund. Im Seelengarten des Zweifels darf ich mich sicher fühlen. Er schenkt mir Zeit und Wachsamkeit.

Ich verweile in diesem Garten und gönne mir die Zeit. Doch wenn ich den Ruf des nächsten Gartens höre, schreite ich weiter.

Wer lange zweifelt, versäumt den nächsten Schritt und bleibt im Garten des Zweifels sitzen. Vielleicht kehrt er immer wieder zurück in den Garten der Entscheidungen. Doch aus dem Zweifeln kommt er nicht heraus. Jeden Tag eine Entscheidung, die dann wieder im Garten des Zweifels ihre Gültigkeit verliert.

Weiterschreiten in den nächsten Garten. Das ist die Herausforderung, die wir im Garten des Zweifels annehmen müssen.

Wir erkennen, wir sind nicht perfekt. Jeder Schritt, den wir gehen, ist eine Lernaufgabe.

Viele Menschen möchten im Garten des Zweifels den perfekten Zukunfts-Vorhersager. Doch den gibt es nicht. Das Leben geht vorwärts weiter und wir erkennen die Dinge nur, indem wir sie tun und erleben. Im Nachhinein durchschauen wir manches.

Wer das Meer noch nie gesehen hat, kann eine Vorstellung von ihm haben. Aber die Luft, die Wellen, die Farben hat er nicht erfahren. Wenn er das erfahren will, muss er sich aufmachen und dem Meer einen Besuch abstatten.

Wir schreiten in den Garten des Mutes. Wir brauchen Mut, um neue Wege zu gehen. Wir geben uns einen Ruck. Und erst rückblickend wissen wir, ob der Zweifel, den wir so lange hegten, wirklich berechtigt war.

4. Garten des Mutes

Um nach einer Entscheidung und nach dem Abwägen dieser durch den gesunden Zweifel den nächsten Schritt zu gehen, bedarf es Mut.

Alle Menschen, die Neues schufen, hatten Mut. Sie waren auf der Pilgerreise ihres Lebens, sie wussten nicht, wo der Weg endete, sie gingen nur ihren Weg.

Wir gehen immer wieder zurück in den Garten des Zweifels. Aber irgendwann müssen wir einfach dem Mut die Hand geben und mit ihm weitergehen.

Sicher besteht Gefahr. Es besteht die Gefahr, dass wir scheitern, dass wir ausgelacht werden, uns blamieren oder uns verletzen.
Doch alles das können wir erst dann wissen, wenn wir es ausprobiert haben.
Danach wissen wir, ob es gut für uns war oder ob wir es doch hätten anders machen sollen.
Wir Menschen wollen Sicherheiten. Wir wählen Berufe, die uns Lohn bringen, Beziehungen, die uns nützen usw..
Dabei kann man auf dem ersten Blick gar nicht erkennen, ob das, was wir da aus scheinbarer Sicherheit wählten, am Ende auch wirklich so sein wird.
Wer weiß das schon?
Am Ende sitzen wir dann vielleicht wieder im Seelengarten des Zweifels und sagen uns: „Hätten wir doch nur eine andere Entscheidung getroffen."
Am Ende bereuen wir vielleicht die Chancen mehr, die wir nie ergriffen haben, weil uns der Mut fehlte.
Wir bereuen dieses Versäumnis mehr als eine einzige Blamage.
Ich höre oft Menschen aus ihrem Leben erzählen: „Hätte ich doch damals nur… ." Doch das Damals ist vorbei. Die Chance ist vorbei. Sie kommt nicht wieder.
Sicher bringt es nichts, sich im Nachhinein über versäumte Chancen den Kopf zu zerbrechen. Diese Spekulationen werden uns nie die Wahrheit zeigen, wie es wirklich geworden wäre.
Wir können nicht vorhersehen, was da kommen mag.
Wir können auch nicht nachsehen, was gekommen

wäre. Das bleibt das große Geheimnis. In diesem Geheimnis liegt das Vermächtnis, dass es keine Sicherheit gibt.

Das ganze Leben ist „lebensgefährlich".

Wir wissen im Vorfeld nicht, ob es die richtige Entscheidung war. Das wissen wir erst rückblickend, wenn wir die Chance ergriffen haben und es ausprobiert haben.

Wir wissen auch nicht, ob es uns möglich sein wird, unsere Entscheidung so, wie wir es uns vorgestellt haben, lebendig werden zu lassen.

Auch andere Menschen drehen mit am großen Rad des Lebens.

Und vor allem das Schicksal, welches uns bestimmt ist, dreht ebenso mit an unserem Rad. Nennen wir es nun Schöpferkraft, Gott oder einfach das Leben selbst. Das ist egal.

Doch eine Hand haben wir an diesem Rad. Mit dieser müssen wir es bewegen, dass es nicht stillsteht.

Wer keine Entscheidungen trifft, für den werden Entscheidungen getroffen.

Wer keinen Mut hat, hat nichts, was er in diesen Seelengarten pflanzen könnte.

Wir bewässern diesen Seelengarten mit dem Mut.

Der Mut ist die Macht, die uns in das Tun befördert.

Wie sieht es aus im Seelengarten des Mutes?

Sind die Wege gut vorbereitet? Haben wir die Geschenke des Mutes schon erhalten, von denen, die vor uns schon jede Menge davon hatten?

In vielen Fällen kann es recht hilfreich sein, seinen eigenen Mut herauszufordern mit Hilfe des Wissens, dass schon viele Menschen vor uns enormen Mut

bewiesen haben. Sie haben somit Erfolg geerntet. Warum sollten wir es nicht auch schaffen?
Können wir diese Wege erkennen? Oder fehlt uns der Mut?
Mut bedeutet auch, seine Ängste zu überwinden.
Immer wieder werden wir in den Seelengärten mit den Ängsten konfrontiert. Nur wer Mut hat, wird den Garten der Ängste unbeschadet durchqueren können.

5. Garten der Ängste

Angst ist angeboren. Sie sitzt in alten Teilen des Gehirns und steuert unser unbewusstes Verhalten.
Angst zeigt uns, dass hier eine Gefahr ist.
Unsere Vorfahren hatten die Angst, um sich in der damaligen Wildnis in Sicherheit zu bringen. Kam die Angst, konnten sie kämpfen, flüchten oder sich tot stellen. Mit Flucht oder Kampf wurden die Stresshormone, die die Angst provoziert hat, abgebaut.
In der Zwischenzeit sind Jahrhunderte vergangen.
Die gesunde Angst, die uns vor Lebensgefahr schützen sollte, hat viele neue Straßen und Wege, ganze Autobahnen in unserem Seelengarten der Ängste erschaffen.
Durch die Autobahnen ist dieser Garten enorm groß. Er gleicht eher einem großen Land.
Wir haben viele Ängste, ohne konkrete Gefahr.

Angst machen uns Dinge, die vor uns liegen, die wir noch nicht kennen. Angst machen uns aber auch die Dinge, die wir bereits kennen und mit ihnen schlechte Erfahrungen gesammelt haben. Nicht immer geht alles gut.

Angst vor dem Verlust des Partners, auch wenn wir ihn in diesem Leben so noch nicht erlebt haben, ist eine Autobahn in dieser Seelenlandschaft. Ebenso die Angst vor Krankheit, vor Schmerz, vor Verlust des Arbeitsplatzes und vor sozialen Abstieg. Angst vor Scham und einer Vollblamage und dem Verlust der Anerkennung. All das ist ein herangereiftes Netz von Autobahnen und Schnellstraßen im Seelengarten der Angst, wie es in der irdischen Welt kein zweites gibt.

Warum ist das so?

Weil unsere Vorfahren alle die schrecklichen Dinge schon erlebt haben und uns durch ihre Gene diese Informationen weitergegeben haben.

Die Autobahnen sind bereits angelegt.

Das Gute aber ist: Wir können sie ausbauen und umgestalten. Wir können sie auch abreißen und Bäume pflanzen.

Wie wir sie befahren, mit welchem Fahrzeug, dürfen wir wählen.

Es gibt Busse, die fahren mit vielen anderen Fahrgästen. Jeder erzählt dort während der Fahrt seine Geschichten der Angst.

Das kann hilfreich sein. Einfach zu wissen: „Hey, auch andere haben Angst. Auch Berühmtheiten mit Bühnenerfahrung haben Lampenfieber vor einem neuen Auftritt."

Wir sehen dann, sie sitzen trotzdem im Bus und fahren im Bus des Mutes tapfer über die Autobahn im Seelengarten der Angst. Sie werden gemeinsam herausfinden.

Es gibt dort aber auch Busse, in denen der Fahrer enorme Angst hat, sich ständig verfährt und nie zum Ziel kommt. Alle Mitfahrer sind nicht besser und verunsichern den Fahrer noch mehr.

Im Leben sind das die Mitmenschen, die uns mit ihren Ängsten noch mehr verunsichern und noch Wasser auf die Mühlen unserer Angst kippen, anstatt uns Mut zu machen.

Wir können aber auch allein in ein Auto steigen.

Dann liegt es ganz an uns, ob wir mutig über die Autobahn fahren oder uns von der Angst überwältigen lassen. Vielleicht begleiten uns auch Mitfahrer. Es kann die Mutter sein, die uns zuflüstert, dass sie an uns glaubt. Sie weiß, dass wir es schon immer geschafft haben. Vielleicht ist es aber auch eine überaus ängstliche Mutter, die uns dann noch mehr verunsichert.

Es kann aber auch ein pessimistischer Freund sein, der sich selbst von Ängsten beeindrucken lässt und gern eine einhundertprozentige Lebensversicherung hätte. Er verunsichert uns während der Fahrt. Irgendwann sind wir selbst völlig durcheinander und wissen nicht mehr, wo das Gaspedal ist.

Was dann?

Wir können den Freund an der nächsten Raststätte bitten, sich eine andere Mitfahrgelegenheit zu suchen und ihm mitteilen, dass wir ihn jetzt nicht mehr brauchen, dass wir allein klar kommen.

Danach können wir tief durchatmen und erkennen, andere können uns helfen oder auch nicht. Aber am Ende müssen wir ganz allein durch!

Wir allein, jeder Einzelne selbst wird seinen Mut aufbringen müssen, um durch die Angst zu kommen.

Angst können wir nicht einfach wegzaubern. Sie ist in unseren Zellen verankert.

Wir können die Angst nur überwinden, indem wir mit ihr gehen.

Wir können unsere Autobahnen umgestalten. Wir können Blumen an den Rändern pflanzen, um uns an ihnen zu erfreuen. Dann nehmen wir der Angst die Bedrohung. Wir wissen, es ist normal, Angst zu haben. Wir sind ihr nicht ausgeliefert. Wir können etwas tun.

Wenn wir etwas Neues tun, was wir vorher noch nie getan haben, haben wir Angst. Gehen wir mit der Angst weiter, überwinden wir sie. Dazu brauchen wir den Mut, mit dem wir uns aus dem Seelengarten des Mutes aufgetankt haben.

Wir erinnern uns an all die Dinge, die uns schon Angst machten. Als wir es taten und uns überwunden hatten, als wir mutig waren, erfüllte uns dies mit Freude.

Wie oft haben wir schon im Vorfeld gehadert? Im Nachhinein war dann doch alles ganz anders und die Sorgen und Ängste, die wir hatten, haben sich glücklicherweise nicht erfüllt.

Wie viel haben wir schon geschafft? Allein mit unserer Kraft?

So viel haben all die Menschen vor uns schon geschafft.

Die Helden, die ihre Schmerzen und Krankheiten tapfer ertrugen, die anderen noch Trost spendeten aus eigenen Nöten heraus. Die Menschen, die in Armut geschmissen, aus Flucht und Not sich und ihren Familien ein neues Heim aufbauten.
Alles das, was mutige Menschen vor uns taten, tragen wir ebenso in uns, wie die Autobahnen der Angst. Diese Helden, die vor uns waren, pflanzten schon Blumen.
An diese großartigen, mutvollen Taten können wir uns erinnern. Sie geben uns Kraft. Um die Menschen, die vor uns waren, zu ehren, sind auch wir mutig. Sie haben es geschafft, dann schaffen wir das auch.
Unsere Aufgabe ist es, dem Leben zu dienen.
Leben ist Evolution.
Das Leben bewegt und entwickelt sich weiter.
Wenn wir unsere Ängste überwinden, bauen wir neue Straßen im Seelengarten der Ängste für unsere Kinder.
Die, die nach uns kommen, werden von unseren Genen und durch unsere Erfahrungen geprägt. Wenn wir ihnen schon Blumen pflanzen, dürfen sie es leichter haben. Es hilft nicht, unseren Kindern das Leid zu ersparen, indem wir sie vor allen Gefahren schützen möchten. Das wird auch Keinem gelingen. Es hilft unseren Kindern aber, wenn wir unsere eigenen Ängste überwinden und somit einen besseren Grundstein für sie legen.
Die moderne Gehirnforschung bestätigt das. Wir kommen mit einem neuronalen Netz in das Leben, welches durch die Gene und den ihnen innewohnenden Erfahrungen unserer Ahnen geprägt

wird. Das können wir gestalten mit unseren Erfahrungen. Diese Gene, die daraus entstehen, geben wir an unsere Kinder weiter.
Die Gene machen fünfzig Prozent aus, alles andere erwerben wir im Erfahren des Lebens.
Selbst, wenn die Kinder schon geboren sind und unsere Gene schon ererbt haben, prägen wir sie weiterhin in unserem täglichen Umgang in unseren Beziehungen. Die Kinder beobachten uns. Sie lernen ebenso, wie wir selbst durch unser Verhalten. Sind die Eltern ruhig und besonnen, so kann es auch das Kind werden. Sind sie hingegen vor Angst gelähmt, wird es auch das Kind sein.
Haben wir eine Angst überwunden, können wir uns auf die Schulter klopfen und den Seelengarten der Freude betreten.

6. Garten der Freude

Keine Freude ist größer als die, wenn wir selbst etwas geschafft haben, was wir uns vorher kaum zutrauten.
Je größer im Seelengarten des Zweifels die Bedenken sind, umso stärker ist im Seelenland der Freude der Jubel, wenn sich trotz der Bedenken, trotz der Einwände, die Dinge positiv gestalten.
Schauen wir auf kleine Kinder. Bekommen sie ein neues Spielzeug, freuen sie sich. Schon bald ist es uninteressant und liegt in der Ecke.
Doch sind sie das erste Mal allein auf ihrem neuen Fahrrad gefahren, dann sind sie vor Freude, dass sie

das geschafft haben, ganz aus dem Häuschen. Jedem, dem sie begegnen, berichten sie von ihrem Erfolg.

So ist es auch noch im Leben der Erwachsenen.

Bekommen wir von anderen Menschen Freude geschenkt, in Form von materiellen Gütern, so freuen wir uns kurzzeitig. Werden wir mit netten Worten gesegnet, ist das eine viel größere Freude. Tut jemand etwas für uns, ganz uneigennützig, steigt die Freude noch mehr an. Doch die allergrößte Freude entsteht, wenn wir selbst etwas geschafft haben.

Freude und Fülle geschenkt zu bekommen, bietet uns nicht annähernd die Erfüllung, die wir haben, wenn wir uns selbst etwas erarbeitet haben.

Freude entsteht aus dem Gefühl, etwas Gutes geleistet zu haben.

Dann empfinden wir Glück.

Mit diesem Gefühl gestalten wir in unserem Seelengarten der Freude unseren Garten. Ein wunderschöner Garten, in dem schon alte Bäume stehen, die unsere Vorfahren gepflanzt haben, als sie diesen Garten betraten. In diesem Garten scheint die Sonne und wir finden vielleicht unter dem Schatten eines Baumes ein wunderschönes Plätzchen, an dem wir uns niederlassen. Hier können wir dankbar sein. Hier können wir unsere Kraft und unsere Freude feiern. Wir haben mehr Kraft, als wir uns vorstellen.

7. Garten der Kraft

„Ihr seid das Salz der Erde, Ihr seid das Licht dieser Welt", sagt Jesus in seiner Bergpredigt.

Wir haben die Kraft in uns, so Vieles zu schaffen. Wir können Ängste überwinden, Leben schenken, Mut in uns finden.

Der Seelengarten der Kraft könnte auch als Seelengarten der Tapferkeit bezeichnet werden.

Es ist kaum zu glauben, was ein Mensch aushalten kann, wenn es darauf ankommt.

Mit unserer Kraft können wir Gutes erschaffen.

Wir sind unglaublich stark.

Wenn wir vor Herausforderungen stehen, haben wir oft die Kraft dazu, diese auch zu meistern. Wir tragen die Erfahrungen unserer Ahnen in uns.

Was haben sie schon alles geschafft?!

Das gibt uns Kraft!

Wir sind das Licht dieser Welt!

Das gibt uns Kraft!

Jedes mal, wenn wir unsere Kraft mobilisiert hatten und damit dem Leben dienten, sammelten wir neue Erfahrungen.

Im Seelengarten der Kraft sprudeln tausend Quellen, die uns erfüllen, an denen wir uns erquicken können.

Die Quelle der Ahnen, die uns ihre Kraft zur Verfügung stellen, weil sie vor uns schon den Grundstein legten, und kraftvoll waren.

Dann gibt es die göttliche Quelle, die Schöpferkraft, aus der alles Lebendige fließt.

Nun ist da noch die Quelle der Evolution. Die sanft rauscht und uns erinnert: „Du bist am Leben, weil du eine Aufgabe hast. Schmeiß das Leben nicht weg. Tritt es nicht mit Füßen. Nimm es an und trage es voran."

Eine weitere Quelle rauscht aus der Zukunft. Wir sind verantwortlich mit dem, was wir heute tun, wie die Zukunft sein wird.

Wir gestalten den Garten Erde, den unsere Kinder und Enkelkinder bewohnen werden. Sind wir bewusst in unseren Taten bei dem, was wir hinterlassen wollen, beziehen wir aus der Quelle der Kraft die Energie dafür.

Andere Quellen entstammen aus Mutter Erde, die uns den fruchtbaren Boden schenkt, auf dem unsere Nahrungsmittel gedeihen können. Wer selbst gärtnert, kann sich dieser direkten Quelle noch besser erschließen, als ein Anderer, der seine Kartoffeln nur im Supermarkt kauft. Doch am Ende ist es egal. Die Kartoffel kommt aus der Erde, die sie wachsen ließ, bevor sie uns nährt. Die Quelle ist die selbe.

Ich danke dem Apfel, der mich nährt, dem Baum, der ihn getragen hat, der Erde, die dem Baum seine Heimat gibt, dass er mit tiefen Wurzeln seine Nahrung aufsaugen kann. Ich danke der Sonne, die der Frucht das Licht spendet, dass sie gedeihen konnte. Danke dem Regen und dem Leben. Damit sind wir bei einer weiteren Quelle im Seelengarten der Kraft.

Es ist die Dankbarkeit. Aus der Dankbarkeitsquelle holen wir uns die Kraft.

Es gibt tausend Quellen im Land der Kraft. Welche Quellen erschließen sich Ihnen, liebe Leser?

Halten Sie einen Moment an und lesen Sie nicht weiter.

Gehen Sie in Ihren Gedanken geführt von Ihren Gefühlen zu Ihren ganz persönlichen Quellen der Kraft in Ihrem Seelengarten der Kraft. Woraus schöpfen Sie Kraft?

Manchmal kommen wir auch aus dem Seelengarten der Entscheidungen oder aus dem Garten der Angst oder aus einem anderen Garten in diesen Garten der Kraft. Hier holen wir uns dann die Kraft, aus der wir eine Entscheidung fällen. Möglicherweise holen wir uns auch erst die Kraft, bevor wir den Mut aufbringen können, in eine Tat zu schreiten.

Zwischen allen Seelengärten wandern wir hin und her. Es gibt hier keine Reihenfolge, die es einzuhalten gilt.

Zwar habe ich in diesem Buch eine Reihenfolge gewählt. Diese dient lediglich unserem Verstand für seine Vorstellungskraft.

Wir wandern in den Gärten ohne Grenzen und sammeln mit jedem neuen Schritt neue Erfahrungen.

8. Garten der Erfahrung

Nach jeder Erfahrung kommt eine neue Herausforderung, die uns das Leben stellt. Wir sind die Fackelträger. Mit dem Feuer unserer Fackel lassen wir das Licht in das Heute leuchten und tragen es voran. Somit legen wir den Grundstein für unsere Kinder.
Wir sind Evolution.
Jede Erfahrung, die wir sammeln, lässt ein neues Muster entstehen.
Die moderne Gehirnforschung beweist es uns. Mit jeder neuen Erfahrung werden neue neuronale Verbindungen in unserem Gehirn konstruiert. Sie prägen unsere Gene, die wir an unsere Kinder weitergeben.
Unsere Wirbelsäulen sind zum Laufen geschaffen. Wir sitzen heute sehr viel und deshalb haben viele Menschen Rückenschmerzen. Vielleicht werden in einigen Jahren durch die Evolution die Wirbelsäulen so beschaffen sein, dass sie das Sitzen besser und schmerzfreier verkraften. So, wie wir einst vom Vierbeiner zum Zweibeiner wurden, werden wir vielleicht vom Läufer zum Sitzenden. Jeder evolutionäre Schritt brachte Schmerzen, bevor er sich etablierte. Sind wir womöglich die Generation der Rückenschmerzenden für den nächsten evolutionären Schritt?
Mit allem, was wir tun, mit jeder Angst und jedem Schmerz, den wir aushalten und überwinden, mit

jeder Freude und jeder Trauer sammeln wir neue Erfahrungen, die auf dem Konto des Neuronennetzes in unserem Gehirn gespeichert werden.

Wissen, welches wir uns aneignen, gepaart mit dessen Anwendung, bringt uns Erfahrung.

Aus Erfahrung entsteht Weisheit.

Im Seelengarten der Erfahrung gibt es ein großes Netzwerk an Verbindungen.

Alle Erfahrungen sind in diesem Netzwerk gespeichert.

Hin und wieder greifen wir auf alte Erfahrungen zurück, wenn wir neue Entscheidungen treffen müssen. Wir erinnern uns und kennen es bereits in ähnlicher Art und Weise. Dann nutzen wir aus diesem Seelengarten das uns bereits Bekannte. Je größer der Erfahrungsschatz ist, desto größer ist die Möglichkeit des jetzigen Handelns.

Erfahrungen können wir mit einem Werkzeugkoffer vergleichen.

Habe ich nur Hammer und Nägel, kann ich nur Nägel in die Wände schlagen. Besitze ich in meinem Werkzeugkoffer auch eine Säge, so kann ich vorher das Regal, welches an meiner Wand befestigt werden soll, auch noch maßgerecht zuschneiden. Nenne ich nun auch noch einen Schleifer mein Eigen, kann ich sogar noch die Kanten sauber gestalten. So können wir dieses Spiel fortsetzen.

Überall im Leben finden wir dazu Beispiele.

Ein guter Arzt oder ein guter Heilpraktiker kann nur die Dinge feststellen und behandeln, die er kennt, worüber er bereits an Erfahrung verfügt. Was er nicht kennt, kann er nicht behandeln. Je nachdem, was er in seiner persönlichen Werkzeugkiste zur Verfügung hat.

So geht es dem Bäcker, der Rezepte braucht, genauso wie dem Maler, der verschiedene Ideen und Techniken braucht, um sein Werk zu gestalten.

Neues Wissen, welches wir erwerben, wird mit dem Tun in Verbindung zur Weisheit. Das Wissen um die Dinge, gepaart mit dem Durchführen des Wissenden, ist Weisheit.

Ein Hoch auf die Erfahrungen, die wir sammeln durften und die in unserem Seelengarten der Erfahrung gespeichert sind.

Doch immer wieder geraten wir als Menschen an unsere Grenzen. Wir wissen viel und wissen viel, was wir nicht wissen. Dann gehen wir in den Garten der Unwissenheit.

9. Garten der Unwissenheit

Unwissenheit ist keine Schande.
Nicht Jeder kann alles wissen.
Inzwischen gibt es so viele Informationen, dass es einfach unmöglich ist, selbst in speziellen Fachgebieten, sich das gesamte Wissen zu erschließen.

„Selig sind, die da geistlich arm sind, denn ihrer ist das Himmelreich", heißt es in der Bergpredigt von Jesus.

Wer geistlich arm ist, ist auch weniger hochmütig.

Die Gefahr, dass Menschen, die viel Wissen erworben haben, sich über andere stellen, die kein Abitur haben, nicht studiert haben, keine Diplomabschlüsse nachweisen können, ist groß. Dabei beweist das Leben oft das Gegenteil. Menschen, die reich an Erfahrungen sind und in der Praxis diese sammeln durften, sind oft die mit den kreativeren Ideen. Überstudierten, die aus höheren Positionen heraus den Praktikern die schlauen Ratschläge geben möchten, fehlt oft Erfahrung.

Schauen wir uns in kreativen Berufen um. Es gibt wunderbare Musiker, die die Menschen mit ihren Werken bereichern, ohne je eine einzige Note zu kennen oder Musik studiert zu haben. Sie vermitteln Botschaften, die verstanden werden.

So ist es in vielen Bereichen.

Nicht immer muss das Wissen die Quelle aller Möglichkeiten sein.

Unwissenheit macht uns neugierig. Sie führt uns dazu, einfach kreativ zu werden, den Erfindergeist in uns zu mobilisieren oder auch eine Schule zu besuchen, die uns das Wissen, was wir brauchen, vermitteln kann.

Die Unwissenden und Unstudierten, die weniger Geld und Reichtum haben, sind oft die Barmherzigeren, Mitfühlenderen.

„Was geht mich das Leid der Anderen an", hörte ich einmal von Jemand, der viel Wissen und viele materielle Werte hatte. Natürlich hat er hart gearbeitet. Doch der Seelengarten der Barmherzigkeit war ihm fremd geworden. Schön, wenn er von selbst wieder dorthin finden kann, bevor ihn das Leben in die Spur schickt.

Heutzutage ist es oft unerwünscht, Wissenslücken oder Schwächen zuzugeben. Lieber tun Menschen so, als wissen sie es oder haben eine Ahnung davon. Dadurch entstehen viele Fehlinformationen. Nichtwissen nimmt uns die Kontrolle, diese ist uns wichtig und heilig geworden. Die Angst, Kontrolle abzugeben, ist vielschichtig geworden und auf den Autobahnen der Angst stehen viele Hinweisschilder zum Seelengarten der Kontrolle. Wissen ist Macht, hat sich in vielen Köpfen festgesetzt und Unwissenheit zur Schande deklariert.

Doch Unwissenheit ist ein Geschenk.

Es macht uns frei von Zwängen und Wissen, was uns sagt, wie etwas sein muss, um sich dann später doch als wertlos zu erweisen.

Unwissenheit nimmt uns den Druck, immer Recht haben zu wollen. Was wir nicht wissen, dass können wir auch nicht verteidigen. Kein Recht haben zu wollen und Unwissenheit führt uns in Bescheidenheit, in Demut und Barmherzigkeit. Diese wiederum lassen uns entspannen. Es entsteht kein „Dampf auf dem Kessel", der unbedingt abgelassen werden muss. Ab und zu unwissend zu sein, schafft Freiheit und Bereitsein für Neues.

Im Seelengarten der Unwissenheit können wir die Ruhe genießen. Wir sitzen am plätschernden Bach, beobachten das Wasser. Das Wasser fließt, schlängelt sich vorbei an allen Hindernissen, bis es zum Meer gelangt. Es fragt nicht kompliziert, wo es lang fließen soll. Es tut es einfach. In aller Ruhe lässt es sich treiben.

Wir können es wie das Wasser tun. Wir ruhen in uns und lassen uns bewegen.

Nach der Zeit der Ruhe gibt es im Seelengarten der Unwissenheit auch ein inneres Bedürfnis, weiter zu gehen. Schließlich befinden wir uns auf der Pilgerreise durch die Seelengärten unseres Lebens. Wir werden getrieben in einen neuen Garten, welcher sich aus der Unwissenheit erschließt. Wir wandern in den Garten der Neugier.

10. Garten der Neugier

„Werdet wie die Kinder", lehrt uns Jesus.

Kinder sind neugierig. Sie wollen das Leben erkunden und sind fasziniert von all den Wundern, die sich täglich vor ihren Augen ereignen.

Ist es nicht ein Wunder, dass wir überhaupt leben? Ist es nicht ein Wunder, dass sich die Erde dreht und täglich die Sonne aufgeht? Ist es nicht ein Wunder, dass wir uns von Krankheiten erholen, dass unser Körper sich regeneriert und täglich Milliarden neuer Zellen bildet, ohne dass wir auch nur einen Gedanken daran verschwenden.

Das Wunder des Lebens!

Und wir tun uns so schwer, an Wunder zu glauben?

Sie geschehen in jeder Millisekunde direkt vor unseren Augen.

Im Seelengarten der Neugier können wir die Wunder entdecken.
Wir sind neugierig, was das Leben für uns bereithält.
Hier gibt es viele Räume, die extra für uns erschaffen sind, um auszuprobieren, was für uns da ist. Nur, was ich probiert habe, kann ich beurteilen und am Ende im Seelengarten der Entscheidung mich für diese Sache entscheiden, oder auch dagegen. Vielleicht habe ich bemerkt, dass meine Fähigkeiten woanders liegen. Im Garten der Neugier entdecke ich Neues, finde vielleicht meine Gabe, meine Talente.
Hier gibt es eine Riesenbibliothek mit dem gesamten Wissen. Die Neugier führt mich an das für mich richtige Regal.
Im Seelengarten der Neugier gibt es ganze Hörsäle, in denen Vorträge gehalten werden, um uns zu informieren. Unsere Neugierde führt uns in die richtige Schule. Dann sitzen wir auf der Schulbank und schauen auf das Wissen. Was wir davon brauchen, dürfen wir aus diesem Garten mitnehmen. Wir können es in unsere Datenbank abspeichern. Dann können wir das Wissen mit unseren Erfahrungen in unserem Leben anwenden und den Garten der Weisheit oder den Garten des Erkennens betreten.

11. Garten der Erkenntnis

Im Seelengarten der Erkenntnis fühlen wir uns wohl, wie im Garten der Freude. Es ist ein großer Gewinn, wenn wir nach Suchen und Sammeln etwas erkennen. Dann breitet sich Glück in uns aus.

Das Leben möchte von uns, dass wir erkennen. Und auch wir selbst möchten alles erkennen. Wir möchten es wissen, warum und wieso gewisse Dinge sind, wie sie sind.

Vielleicht stellt das Leben uns auch deshalb immer wieder vor Rätsel.

Haben wir etwas tief verstanden, prägt es sich ein in unser neuronales Netz und geht im Seelengarten der Erfahrung in unser inneres Sein.

Im Seelenland der Erkenntnis ist es hell.

Wenn wir etwas wirklich erkannt haben, sind wir für diesen Augenblick „erleuchtet".

Es ist hell.

Der Volksmund sagt: „Ihm geht ein Licht auf."

Die Lehrer freuen sich, wenn sie nach allen Regeln der Kunst versucht haben, ihren Schülern etwas zu vermitteln, wenn ihnen dieses Licht aufgeht.

Es ist ein wunderschönes Gefühl im Seelenland der Erkenntnis zu verweilen. Wir treten ein, wenn sich uns ein Wissen mit Erfahrung nach dem Suchen der Neugier offenbart.

Wir suchen den Stein der Weisen?

Hier finden wir ihn.

Doch auch hier können wir nicht bleiben.

Haben wir eine Erkenntnis, ergeben sich schon die nächsten Rätsel.
Erkenntnisse teilen wir auch gern anderen Menschen mit. In diesem Augenblick vertreten wir eine Meinung. Synonyme für Erkenntnis sind in unserer Sprache auch Feststellen und Beurteilen.
Spirituelle Lehrer lehren uns, uns von der Urteilsebene zu befreien. Das ist eine große Schwierigkeit. Einerseits ergibt sich dadurch ein Sinn, denn wenn wir urteilen, teilen wir etwas. Wir teilen das Ur, das Ursprüngliche. So könnte man die eine Seite betrachten. Auch ich war lange Zeit der Meinung, wir sollten nicht Beurteilen. Andererseits hat mich die Erfahrung gelehrt, es gibt auch Menschen, die reifen an negativer Kritik. Bekommt jemand ein negatives Urteil, spornt ihn das an und er ist das nächste Mal zu Höchstleistungen fähig. Ein Anderer zerbricht vielleicht an einem negativen Urteil.
Mir sagte einmal ein Schüler: „Bitte loben Sie mich nicht, da werde ich faul."
Das ließ mich aufhorchen.
Wir ticken alle unterschiedlich. Einer braucht die Kritik, der Andere zerbricht durch sie. In diesem Zusammenhang stehen auch oft die Noten in der Schule im näheren Gesichtsfeld.
Wir Menschen erwarten Meinungen von anderen. Wir brauchen Anerkennung. Wir brauchen auch ein Feedback. Das erlaubt es uns, uns selbst zu erkennen. Wir können dann erst sehen, wo wir stehen. Wir brauchen den Spiegel. Und wir brauchen Meinungen.

Meinungsäußerungen zeigt das Wertesystem an, was jedem wichtig ist. Es gibt grundlegende Werte, die wir als Menschen haben, und es gibt dazu individuelle Werte, die jedem Einzelnen wichtig sind. Für jeden Menschen gelten noch einmal ganz spezielle Werte.

Dem Einen kann es wichtig sein, ein Einzelzimmer in einem Hotel zu buchen, der Nächste ist lieber in einem großen Schlafsaal einer Herberge untergebracht. Was ist mir wertvoll? Was ist dem anderen Menschen wertvoll?

Die Werte des Anderen zu achten, bedeutet, ihm seine Würde zu lassen. Wir müssen die Handlungen anderer Menschen nicht beurteilen oder bewerten. Wir dürfen ihn lassen, mit dem, was ihn führt. Aber wir sollten Meinungen haben, um eigene Standpunkte und Werte zu signalisieren.

„Für dich darf es so sein, für mich ist es anders."

Haben wir eine Meinung, vertreten wir einen Standpunkt. Wir stellen etwas fest und stehen zu dieser Meinung.

„So ist meine derzeitige Erkenntnis", ist eine Aussage, die sich an ein Urteil bindet.

Das besagt nicht, dass sich Meinungen nicht ändern sollten. Das würde ausschließen, dass wir neue Erkenntnisse sammeln. Solange wir leben, pilgern wir durch unsere Seelengärten und sammeln neue Erfahrungen, gewinnen neue Eindrücke, die uns neue Erkenntnisse bescheren. Und mit jeder Erkenntnis, die wir für uns formulieren, bilden wir ein Urteil. Das ist einfach so. Dieses Urteil ist für das Eine gut, für ein Anderes schlecht.

Sammele ich die Erkenntnis, dass das Leben Freude und Fülle ist, tue ich all denen Unrecht, die sich gerade im Seelengarten des Schmerzes befinden. Ziehe ich im Seelengarten des Schmerzes die Erkenntnis, dass das Leben nur Leid ist, tue ich denen Unrecht, die gerade Freude erleben.

Also ist die Erkenntnis: Das Leben ist bunt, es beinhaltet Schmerz genauso wie Freude. Und auch hier nehme ich einen Standpunkt ein, vertrete eine Meinung. Ich stelle mich auf eine Seite.

Wenn wir eine Erkenntnis gewinnen, urteilen wir genau genommen. Wir kommen aus dem Urteilen nicht wirklich heraus.

Noch dazu finden Menschen Anerkennung, wenn sie eine Meinung zu einer Sache haben, einen Standpunkt vertreten. Wer eine Meinung hat, zeigt, dass er sich Gedanken gemacht hat, dass ihm etwas wichtig ist. Eiert Jemand nur herum und redete um den „heißen Brei", so können wir oft damit nichts anfangen. Am Ende folgen daraus keine Antworten und auch keine gescheiten Taten.

Nur, wer einen Standpunkt vertritt, kann ernst genommen werden und auch ernsthaft etwas bewirken. Wer Verantwortung übernimmt, gibt Antworten. Wer Antworten gibt, bildet sich eine Meinung. Wer eine Meinung hat und dazu steht, wird standhaft. Wer standhaft ist, steht fest auf seinem Platz im Leben. Wer fest steht, ist stark.

Kommen dann die Stürme des Lebens, ist dieser Mensch nicht so leicht zu entwurzeln. Egal, durch welchen Seelengarten er auch pilgert, sein Stern tief unter ihm wird immer leuchten und gibt ihm Halt.

Das bedeutet nicht, dass wir Meinungen nicht ändern, wenn es neue Erkenntnisse gibt. Es geht darum, immer Meinungen zu haben zu den Dingen, die im Augenblick sind.
Wir dürfen auch Fehler machen. Wir sind nur menschlich. Wir müssen auch nicht immer Recht haben. Es darf alles auch ganz anders sein.
Wir bilden ständig Glaubenssätze und werfen diese wieder über Bord, wenn wir andere Erfahrungen sammeln. Dann bilden wir wieder neue. Das ist ganz normal und ist das bunte Leben.
Menschen, die keine Meinungen haben, erscheinen uns oft zweifelhaft. Sie geben nichts von sich Preis. Wir können schwer einschätzen, woran wir mit ihnen sind. Sie geben dem Leben ungern Antwort, sie übernehmen nicht gern Verantwortung.
Wer dem Leben seine Antworten gibt, kommt um das Urteilen in dem Sinne nicht herum.
Wir wissen und erkennen. Und dann wissen wir, was wir noch nicht erkannt haben.
Dennoch ist ein Urteil, welches ich über das Leben eines Anderen fälle, oft ein hartes Los. Vor allem, wie ich bereits geschildert habe, wir ändern unsere Meinungen, je nach dem, was wir an neuen Einsichten gewinnen. Deshalb sollte man nie behaupten, einhundertfünfzigprozentig Recht zu haben. Wir können uns täuschen!
Besser ist es zu sagen:
„Im Moment sehe ich das so gemäß meiner derzeitigen Erfahrung und Erkenntnis."
Das Urteil über Andere sollte nie direkt sein, um dem Anderen seine Würde zu bewahren. Hier ist es

sinnvoll, in Ich-Botschaften Meinungen zu formulieren.

Ein Satz könnte heißen: „Ich fühle, ich sehe das oder dies im Augenblick …", anstatt zu sagen: „Du hast dies oder das getan, deshalb….."

Urteile zu bilden, besonders über Andere, mit der Behauptung, es sei richtig so, ist ein gefährliches Unternehmen. Meinungslos zu sein, ist ebenso gefährlich. Somit bleiben einige unserer Seelengärten von uns unbetreten und nichts Neues wird in ihnen durch uns entstehen.

Ich selbst habe mir in meinem Leben angewöhnt, im Kontakt mit anderen, zum Teil auch Ratsuchenden, immer auf mich selbst zu sehen. Ich frage mich dann: „Was würde ich in dieser Situation tun?" oder: „Was würde ich brauchen, dass es mir besser geht?" Dementsprechend versuche ich, meine Antworten zu formulieren, wenn ich darum gebeten werde.

Dazu erwähne ich auch, dass es der Andere bitte nicht so sehen oder machen muss, wie ich es sehe. Ich kann mich auch täuschen.

Und so kann es ja auch wirklich sein.

Auch ich bin nur ein kleines Sandkorn auf Mutter Erde, derzeitig auf der Pilgerreise durch mein Leben.

So wandern wir weiter auf der Pilgerreise der Seele durch die Seelengärten. Unser ganzes Leben reisen wir durch unsere inneren Welten, um immer wieder uns selbst zu begegnen. Auch, wenn wir äußerlich an ein und demselben Ort bleiben und uns nicht von der Stelle rühren, reisen wir durch die Vielfalt unseres Innenlebens in unserer Seele.

Dabei haben wir das Bedürfnis, alles unter Kontrolle zu haben. Die Kontrolle vermittelt uns den Schein von Sicherheit.
Gegebenenfalls verspüren wir auch Wut und Ärger in uns, wenn sich Dinge in unseren Weg stellen, und die Dinge verhindern, die wir geplant haben.

12. Garten der Wut

Wut ist eine Kraft, die uns allen innewohnt und uns ein enormes Potential zur Wandlung bietet.
Manchmal ist es aber auch zum Ausrasten!
Und, meine lieben Leser, das ist völlig normal.
Jeder Mensch betritt in seinem Leben hin und wieder den Seelengarten der Wut.
Oft wird die Wut so negativ dargestellt und verteufelt. Schnell wieder sanft zu werden, den Seelengarten der Liebe zu betreten ist das Ziel, was uns frühzeitig in der Trotzphase als Kleinkind anerzogen wird.
Doch was ist, wenn die Wut noch gar nicht gelebt ist und man sich zu früh aus diesem Seelengarten entlässt?
Sie nimmt uns in den Würgegriff.
Irgendwann ersticken wir in ihren Fängen.
Auch die Wut ist einfach nur ein Gefühl, welches um seine Daseinsberechtigung ringt. Sie ist uns außerordentlich unangenehm und wir assoziieren sie gern mit anderen Menschen, die wütendes Verhalten zeigen. Wir selbst möchten so nicht sein.

Doch damit tun wir uns Unrecht.
Wut gibt uns nicht das Recht, Anderen die Würde zu nehmen. Auf sie einzuprügeln und zu schimpfen ist kein guter Weg, mit seiner Wut umzugehen. Die Anderen können nichts dafür. Es mag schon sein, dass sie der Auslöser für etwas waren. Doch das Gefühl der Wut gehört uns im Augenblick ganz allein.
Im Seelengarten der Wut hängen Boxsäcke, auf die wir einschlagen können.
Anschließend gibt es Duschen, um sich unter ihnen zu reinigen und das Feuer der Wut zu löschen.
Die Energie der Wut hat enorm viel Feuerkraft.
Lichterloh brennend sausen wir in den Seelengarten der Wut.
Eine ungeheuerliche Kraft!
Im Seelengarten dürfen wir auf die Boxsäcke hauen, unsere Wut herausbrüllen und uns unter die Duschen stellen, um das Feuer zu löschen, damit es nicht die Kraft hat, uns ganz zu verbrennen.
Wir dürfen jedoch nie den ersten Schritt vergessen. Zuerst schlagen wir auf die Boxsäcke. Erst, wenn wir lichterloh brannten, stellen wir uns unter die Dusche.
Ich habe viele Menschen erlebt, die ich fragte: „Macht Sie das nicht wütend?" Ihre Antwort war: „Nein, ich kenne keine Wut."
Sie blieben dann gefangen in ihren Problemen.
Wer Wut entwickeln kann, hat die Möglichkeit, sich aus einem Problem zu lösen.
Nach dem Duschen gibt es einen Ruheraum. In diesem Raum haben wir die Zeit und die Ruhe, nach der Wut darüber nachzudenken, was uns die Wut sagen wollte.

Was hat mich eigentlich so wütend gemacht?
Was muss ich jetzt schlussfolgernd ändern?
Kann ich es überhaupt ändern?
Welche Möglichkeiten habe ich?
Kann oder muss ich Situationen verlassen?
Kann ich sie überhaupt verlassen?
Welche Möglichkeiten habe ich hierfür?
Im Raum der Ruhe sollten wir uns die Zeit und die Muße gönnen, darüber nachzudenken.
Wut ist die Kraft, die uns am Ende weitergehen lässt und den Anstoß zur Veränderung gibt.

13. *Garten der Wandlung*

Das Leben an sich ist Wandel. Auch wenn wir glauben, Dinge die schön sind, für immer und ewig festhalten zu können, wird uns das Leben eines Besseren belehren.
Die Zeit ist Veränderung.
Wir werden geboren, erwachsen, alt und wir werden wieder sterben.
Somit wird alles von der Zeit an sich verwandelt und verweht.
Den Traum der ewigen Jugend gibt es nicht.
Jedes Alter hat seine Vorzüge und seine Reize.
Ich persönlich möchte jetzt mit 50 Jahren nicht noch einmal 20 sein. Warum auch? Diese Zeit ist vorbei. Ich habe sie gelebt, als sie da war. Jetzt ist eine andere Zeit, die ich lebe. Und diese ist genauso

spannend und schön, wenn ich sie nicht sogar als schöner empfinde.
Die Veränderung, der Wandel vollzieht sich sowieso.
Wer sich selbst von sich aus wandelt und verändert, wird nicht vom Leben und von der Zeit dazu gezwungen.
Diejenigen unter uns Menschen, die zur Veränderung aus sich selbst heraus fähig sind, können loslassen. Sie wissen um das Abschiednehmen, das Wiedersehen. Sie scheinen die Geheimnisse des Lebens zu kennen und zu verstehen.
Im Seelengarten des Wandels steht ein Bäumchen. Es verfärbt sich ständig. Am Himmel ziehen die Wolken. Sie bilden immer neue Formationen. Es regnet und schneit und die Sonne scheint.
Ein Stück wird uns gereicht, es glitzert so schön, wir glauben, wir haben einen Schatz gefunden. Doch in einem Husch ist er schon wieder verschwunden und unsere Hand ist leer.
Da stehen wir mit leeren Händen.
Wir dürfen niederknien.
Wir dürfen uns verbeugen vor der Kraft des Lebens, die ständigen Wandel mit sich bringt.
Mit leeren Händen, kniend vor der Kraft des Lebens, die viel größer ist, als wir selbst, erleben wir hautnah den Wandel, der mit uns und um uns herum geschieht.
Wandel geschieht.
Wandel ist Leben!
In diesem Wandel wandele ich auch mich, dass ich da sein kann, wo ich hingehöre!
Wandel geschieht.

Wandel ist Evolution.
Wir nehmen Abschied und in diesem Abschied liegt schon das Neue, welches wir betreten. Im Neuen liegt der Anfang. Ein Neuanfang ist oft möglich. Und um es mit den Worten des großen Dichters Rilke zu formulieren: „In jedem Anfang wohnt ein Zauber inne."
In diesem Wandel wandele ich auch mich, dass ich da sein kann, wo ich hingehöre.
Gern haben wir alles unter Kontrolle. Manchmal ist uns jeglicher Wandel zu viel. Manchmal möchten wir einfach auch nur, dass endlich alles Mal so bleibt, wie es ist.

14. Garten der Kontrolle

Gern sind wir in diesem Seelengarten, welcher uns verspricht, dass wir alles unter Kontrolle haben. Hier glauben wir kurz, wir können die Dinge festhalten. Alles darf mal so bleiben, wie es ist. Doch in dem Wort Versprechen steckt auch schon das „VERsprechen". Das falsche Sprechen.
Wir haben nicht alles unter Kontrolle.
Wenn sich in diesem Augenblick in unserem Körper eine Zelle entscheidet, krank zu werden und unbemerkt von den anderen Zellen in ihrem Eigentanz nicht aufgehalten wird, dann merken wir das nicht. Es entzieht sich unserer Kontrolle.

Ein Chef einer großen Firma kann nicht jeden einzelnen Mitarbeiter kontrollieren. Er muss sich auf die Anderen verlassen.

Unser Körper ist ein großes Wunderwerk, größer, als jede Firma, die man sich nur vorstellen kann. Kein Chef kann hier alles unter Kontrolle haben.

Eine Versicherung, die wir heute abschließen, kann morgen schon untergehen. Das versprochene Geld sehen wir nie und nimmer.

Wer gibt uns die Garantie?

Wir sind Menschen und keine Waschmaschinen, denen wir eine Garantie von zwei Jahren oder länger einräumen.

Wir haben über so viele Dinge, die mit uns und um uns herum geschehen, keine Kontrolle.

Dieses Wissen kann uns in die Seelengärten der Ängste oder der Zweifel flüchten lassen. Andererseits aber gibt es einen kleinen Chef. Unser klarer Verstand, der im Frontalhirn angesiedelt ist, möchte gern dieser Chef sein. Es ist der letzte Entwicklungsschritt in der Evolution zum Menschen, welcher uns von anderen Lebewesen unterscheidet.

Wir können denken. Wir haben bereits Wissen aus der Vergangenheit, auf welches wir zurückgreifen können. Wir können in die Zukunft planen, können einschätzen, welche Wirkung etwas haben wird, was wir jetzt verursachen.

Mit einem klaren Verstand können wir uns im Garten des Mutes oder im Seelengarten der Kraft auf die nächsten Schritte vorbereiten.

Doch das Frontalhirn ist mit seinen Möglichkeiten ebenso beschränkt. Unsere Körperfunktionen werden von älteren Teilen des Gehirns gesteuert, auf die wir, wenn überhaupt, nur sehr wenig Einfluss haben. Derjenige, der gern Chef in uns sein möchte, hat ebenso nicht alles unter Kontrolle. An den Herzschlag müssen wir nicht denken. Auch Atmen geschieht, ohne dass wir daran denken. Unser autonomes Nervensystem funktioniert ohne unseren Verstand und spielt diesem gern so manche Streiche.

Wir haben die Möglichkeit, durch Konzentration und Aufmerksamkeitsübungen gewisse Einflüsse auf Körperfunktionen zu nehmen, sind aber nicht allmächtig.

Es gibt eben nur den kleinen Chef.

Der große Chef ist vielleicht woanders zu suchen.

Vertrauensvoll legen wir das, was wir nicht ändern können in die Hände der größeren Intelligenz.

Wir können so viel nicht ändern. Wir haben unseren freien Willen und dieser lässt uns entscheiden. Nehmen wir das Leben an, oder hadern wir mit demselbigen? Was aber nützt das Hadern? Wird es dann anders? Wird es dann besser?

Ich denke an all die wunderbaren Menschen, die ihr Schicksal annehmen und es tragen. Die ganzen tapferen Helden des Alltages. Sie halten Schmerzen und Krankheiten aus, sind im eigenen Schmerz noch für Andere da und verdienen die Goldmedaille des Lebens.

Im Seelengarten der Kontrolle dürfen wir beruhigt erkennen, dass es Größeres gibt, als wir selbst.

Wir dürfen erkennen, dass wir uns nicht nur um uns selbst drehen.

Wir sind nicht der Mittelpunkt der Welt. Wir sind ein Tropfen im großen Ozean der Menschheit. Dieser eine Tropfen ist wichtig, aber auch, angemessen an der Größe, ganz unbedeutend.

Wenn wir erkennen, uns selbst nicht so wichtig zu nehmen, schaffen wir für uns ein Feld der Entlastung. Demütig können wir uns in die Hände fallen lassen, die uns tragen. Die Hände aus der Schöpferkraft.

Wir haben nicht alles unter Kontrolle.

Manchmal erfahren wir Schmerz, von dem wir glauben, ihn nicht aushalten zu können.

Der Gedanke an Schmerz macht uns Angst. Schmerzen wollen wir vermeiden und doch gelingt es uns nicht immer.

Wir versuchen deshalb, alles gut zu organisieren und zu planen.

15. Garten der Planung

Das Organisieren und das Planen ist ein ständiges Getriebe, mit dem wir uns als Menschen beschäftigen.

Oft und gern sind wir in diesem Seelengarten.

Wir glauben, wenn wir alles gut durchgeplant haben, dann wird es schon klappen.

Wir üben fleißig unsere Aufführung. Bei der Generalprobe ist alles perfekt. Es gibt keine Mängel.

Doch die erste Aufführung wird eine Vollblamage.

Wie kann das geschehen?

Wir haben doch alles so gut vorbereitet?

Da haben wir die Rechnung wohl ohne den Wirt gemacht?

Der Wirt bringt uns die Rechnung, nachdem wir in seinem Restaurant gegessen haben.

Wir Menschen können planen und das sollten wir auch. Im Restaurant sitzend können wir die Speiskarte studieren und das, was wir bestellen wollen, mit dem abgleichen, was wir in unserer Geldbörse zur Verfügung haben.

Auch im Leben können wir dementsprechend planen. Doch wir wissen nicht, ob der Plan, den wir gemacht haben, auch so stattfinden wird. Am Anfang wissen wir nicht, ob unser Plan am Ende aufgeht, ob er Wirklichkeit wird.

Wer eine christliche Weltanschauung vertritt, kann sagen: „Ich plane es so und werde es so durchführen, so Gott es will."

Wer diese Anschauung für sich nicht in sein Wertesystem basteln kann, könnte es eventuell so formulieren: „Ich plane es so und werde es so durchführen, sofern es das Leben zulässt."

Denn unsere Pläne müssen nicht funktionieren. Es gibt nicht nur den einen Plan, den ein Mensch oder eine Gruppe von Menschen erschafft.

Schauen wir zurück zu dem Beispiel, welches ich gab: Ein einzelner Mensch ist ein Sandkorn. Kann dieses eine Sandkorn oder auch ein Häufchen von Sandkörnern (viele Menschen) die Wüste neu sortieren?

Im Seelengarten der Planung dürfen wir planen.

Uns stehen hier viele Möglichkeiten zur Verfügung.

Von Terminkalendern, bis zu ganzen Inszenierungen, Übungsmaterialien, alles ist da.
Pläne sind wichtig, sie geben uns Struktur und Halt. Mit unseren Plänen organisieren wir uns und unser Leben.
Einiges planen wir auch, auf das wir uns freuen. Dann entsteht das Gefühl der Vorfreude. Dieses Gefühl beflügelt uns und lässt das Glück in unser Leben fliegen. Im Garten der Freude feiern wir dann so manche Pläne.
Bedenken sollten wir jedoch immer bei jedem noch so guten Plan, dass auch Andere, die mit uns leben, Pläne haben, die nicht unbedingt mit unseren übereinstimmen müssen. Diese Pläne könnten sich auch mit unseren eigenen kreuzen. Während sie aufeinanderprallen, werden sie zerstört. Dann entsteht Neues, was wir nicht vorhersehen konnten.
Und am Ende haben wir noch einen größeren und manchmal auch anderen Plan.
Und vielleicht hat auch Gott oder - wer will - das Leben mit uns noch einen anderen Plan.
Wenn man sich auf diese Sichtweise einlassen kann, ist das ein großes Geschenk, welches uns entlasten kann.
Wir wissen, dass wir alle schon viel geplant haben, was dann doch ganz anders war. Selbstzweifel machen sich dann breit. Wir fühlen uns schuldig und zermartern uns, was wir vielleicht alles falsch gemacht haben. Dabei haben wir nichts falsch gemacht. Wir haben alles richtig gemacht. Es sollte einfach nicht sein. Unser Plan war nicht Gottes Plan

oder der Plan des Lebens. Deshalb hat er nicht funktioniert.

Wer das für sich akzeptiert, erspart sich einigen Schmerz. Vielleicht ist dann der Garten der Kontrolle eher unser Freund. Wir müssen ihn nicht mehr mit dem Gefühl des unbedingten Wollens, welches uns so viel Energie kostet, betreten. Wir können uns so manchen Schmerz, der aus einem Festhalten am Plan und dessen Nichterfüllung entsteht, ersparen.

Schmerzen können wir natürlich nicht grundsätzlich vermeiden, weil auch sie oft unerwartet kommen, ohne, dass wir etwas dazu beigetragen haben.

Nicht immer wird uns der Kelch mit dem süßen Wein gereicht. Manchmal müssen wir auch den bitteren Kelch nehmen. Das ist leider oft unvermeidbar. Auch, wenn es bitter und schwer, und manchmal kaum aushaltbar ist.

16. *Garten des Schmerzes*

„Selig sind, die da Leid tragen; denn sie sollen getröstet werden", heißt es in den Seligpreisungen der Bergpredigt. Das sind die Worte von Jesus.

Ich hoffe, dass alle Menschen, die Schmerz erfahren, jemanden an ihrer Seite wissen dürfen, der sie tröstet.

Ich hoffe auch, dass die Menschen die tröstende Hand ergreifen, wenn sie ihnen gereicht wird.

Im Seelengarten des Schmerzes ist es im Eingangsbereich dunkel und kalt. Trauen wir uns

weiterzugehen, werden wir ein Licht finden, was für uns leuchtet. Das bedeutet, wir nehmen das an, was geschieht. Wir können es nicht ändern. Es nützt auch nichts, anderen Menschen die Schuld zu geben. Meistens hat niemand Schuld am entstandenen Leid. Und wenn es so wäre, ändert es nichts an der Tatsache.
Ich beobachte es oft im Falle von schweren Krankheiten. Die Fehler werden dann bei Ärzten und Therapeuten gesucht, für das, was nicht sein kann. Doch sie tragen in den allerwenigsten Fällen wirklich Schuld.
Wer nach Schuldigen sucht, bleibt im Eingangsbereich des Seelengartens stehen. Hier ist es sehr ungemütlich. Es ist kalt und dunkel. Die Luft ist stickig und die Hände, die uns trösten können, sind weit weg. Vielleicht können wir sie sehen, doch wir ergreifen sie nicht. Wir wollen da stehen bleiben.
Doch was nützt uns das?
Wird es dann wieder gut?
Werden dann die Dinge, die geschehen sind, rückgängig zu machen sein?
Nein, mit Sicherheit nicht.
Sind wir im Land des Schmerzes angekommen, lohnt es sich, weiter zu gehen.
Durch ein dunkles Tal werden wir schreiten. In diesem Tal lauert die Gefahr, dass wir Teile unserer Seele verlieren. Alte schamanische Traditionen sprechen von Seelenverlusten, die wir im Schmerz erleiden. Oft sind sie unvermeidbar.
Vielleicht kennen Sie, liebe Leser, das Gefühl, nie wieder Freude verspüren zu können, während Sie im

Tal des Schmerzes wandern müssen. Der Seelengarten der Freude ist ganz weit weg und erscheint nie wieder erreichbar zu sein.

Im düsteren Tal des Schmerzes fühlen wir uns kraftlos. Unser Mut scheint abhanden gekommen und wir wollen nichts mehr hören oder wissen. Worte, die uns von Mitmenschen zugerufen werden, fliegen an uns vorbei. Wir nehmen sie nicht wahr und wollen sie nicht hören.

Nie wieder werden wir glücklich, davon sind wir in diesem Augenblick überzeugt. Nie wieder werden wir die Seelengärten der Kraft und des Mutes, der Freude und der Neugier betreten können. Alles geht ganz weit von uns weg. Wir fühlen uns verlassen, unverstanden und im Schmerz gefangen.

Nichts hilft!

Wir haben keine Wahl, wir erkennen, dass es so ist, wie es ist und gehen weiter.

Wir kommen zunächst ins Tal der Tränen. Tränen heilen uns. Sie sind das Wasser unserer Seele. Dieses Wasser kann unseren Schmerz aus der Seele waschen.

Im Tal der Tränen können wir Flüsse mit Tränen füllen, bis es gut sein darf. Wir sollten es uns erlauben zu weinen, wenn der Kloß im Hals uns zu erdrücken versucht. Das Wasser unserer Tränen wäscht und läutert unsere Seelen.

Oft erleben wir, dass es uns besser geht, wenn wir etwas beweint haben.

Auch Tränen verändern selbstverständlich nicht das, was geschehen ist, doch sie erleichtern uns.

Wir verweilen so lange im Tal der Tränen, bis es gut ist, bis wir uns erleichtert fühlen.

Im Tal der Tränen können wir all den Menschen begegnen, die vor uns schon weinten. Vielleicht war ihr Schmerz noch größer als der unsere. Auch das kann manchmal tröstend sein. Zu erkennen, dass das eigene Leid geringer ist als jenes, was andere erleben mussten. Oder auch, dass Andere vor uns gleiches starkes Leid erfahren mussten. Auch ihnen wurde der bittere Kelch gereicht, den wir lieber nicht haben möchten.

Menschen, die mit uns weinen, sitzen an den Flüssen unserer Tränen. Wir können uns gegenseitig die Hände halten und gemeinsam weinen. Sie teilen mit uns den Schmerz. Gern möchten sie uns ein Stück davon abnehmen, doch das ist nur bedingt und schwer möglich.

Ein Anderer kann kurzzeitig das Elend des Anderen tragen, wenn er es im Augenblick nicht heben kann.

Wir helfen uns gegenseitig, unsere Lasten zu tragen. Ein anderer Mensch übernimmt die Verantwortung, wenn ich sie nicht mehr tragen kann.

Deshalb machen wir Patientenverfügungen in denen unsere Wünsche stehen, dass der andere Mensch eine kleinere Bürde hat, wenn er entscheiden muss, was nun geschehen soll.

Wir helfen uns gegenseitig.

Wir sind nicht allein.

Wir sind die Menschheit, die nur gemeinsam wachsen kann.

Doch am Ende muss jeder selbst seinen Schmerz aushalten.

Jeder trägt sein Leid.
Und doch ist es hilfreich, auch das Leid des Anderen zu sehen und ihn zu trösten und sich trösten zu lassen. Zu wissen: „Du bist nicht allein. Ich bin mit dir", kann ein großer Trost sein.
Gemeinsam können wir dann aus dem Tal der Tränen wandern.
Manches Leid ist so stark, dass man es kaum auszuhalten vermag. Dann kehren wir immer wieder in dieses Tal zurück, um das zu beweinen, was geschehen ist.
Einige Menschen müssen wirklich ein hartes Schicksal ertragen, welches kein Trostversuch wirklich trösten kann.
Es kann helfen, das Leid immer wieder zu erzählen. Wir wandern im Seelengarten des Schmerzes weiter und gelangen zum See der Geschichten. An diesem See dürfen wir uns niederlassen, auf die Wasseroberfläche schauen.
Hier erzählen wir uns unsere Geschichten. Wir erzählen sie den Menschen, die mit uns gemeinsam hier sitzen. Auch dem See erzählen wir unsere Geschichten. Immer wieder reden, immer wieder erzählen. Der See hört uns zu, ohne uns schlaue Tipps zu geben.
Es ist eine Unsitte unter uns Mitmenschen geworden, dass ein Mensch, der einem anderen seine Geschichte erzählt, sofort kluge Ratschläge geliefert bekommt. Einfach zuhören, einfach Dasein, einfach Mitsein, im Mitgefühl, ist der stärkere Trost.

Durch das Erzählen verarbeiten wir unsere Geschichten und können sie besser in unser Leben integrieren.

An dieser Stelle, liebe Leser, möchte ich Ihnen einige Vorschläge machen, wie wir mit den Menschen umgehen können, die sich im Schmerz befinden. Denn viele von uns sind überfordert, wissen nicht, wie sie mit einem Menschen umgehen sollen, der sich im Schmerz befindet. Auch, wenn sie vorher gute Freunde waren, meiden sie nun den Leidenden lieber. Nicht, weil sie leichtfertig über dem Leid der Anderen stehen, sondern eher aus eigener Unsicherheit.
Was können wir tun?
Ich werde für diesen Abschnitt Sie, liebe Leser, in der Du-Form anreden.
Nun mein Rat:
Lasst die Leute erzählen, dann kann ganz viel Heilung geschehen!
Komme nicht mit klugen Ratschlägen, dann erzählen sie nicht weiter, der Schmerz setzt sich noch fester!
Wenn dein Freund weint und dir auch die Tränen aufsteigen, dann lasse es zu, weine mit ihm.
Frage den Anderen, was ihm gut tun könnte, was ihm helfen würde. Wenn es etwas ist, was du für ihn tun oder organisieren kannst, dann tue es.
In den Fällen großen Leids hilft eine Tat mehr, als tausend gute Worte.
Wenn du dazu in der Lage bist, biete deinem Freund an, dass du immer für ihn da bist. Egal zu welcher Zeit. Er darf dich jetzt in seiner Situation immer

anrufen. Es hilft sehr zu wissen, dass da Jemand ist, auf den ich jederzeit zurückgreifen kann.

Am See der Geschichten erleben wir einen weiteren Wandel. Wir schauen auf das Wasser. Die Farbe des Wassers und die Reflektionen, die wir durch das Licht auf der Wasseroberfläche erkennen können, ändern sich ständig. So ändert und wandelt sich auch unsere Gefühlslage. Mal ist es dunkel und wir sind stark im Schmerz. Dann wird es hell und glitzernd, wir stehen auf und gehen weiter.

Nach dem Tal der Tränen und dem See der Geschichten wird das Land des Lichtes betreten. Vielleicht hat jemand ein Licht angezündet, nur für uns. Wir gehen darauf zu und erkennen es. Unser Name steht darauf. Es gibt ein altes Sprichwort: „Wenn du denkst es geht nicht mehr, kommt irgendwo ein Licht daher."

Nun liegt es an uns, ob wir das Licht in unsere Hände nehmen und unseren weiteren Weg mit ihm beleuchten.

17. Garten der Trauer

Wir schreiten weiter durch den Seelengarten des Schmerzes. Es wird immer heller. Wir sehen noch andere Menschen mit ihren Lichtern stehen. Gemeinsam machen wir es hell. Auch die, die wir nicht sehen konnten, als sie unseren Schmerz mit getragen haben, können wir nun erkennen.

Wir kommen an, im Seelengarten der Trauer.

Wir gehen weiter und sehen, was wir durch den Schmerz alles gelernt haben.

Wir sind mitfühlender mit den Schicksalen von anderen Menschen geworden. Der eigene Schmerz hat uns den Blick wenden lassen. Unsere Wertigkeiten haben sich verändert.

Das, was uns vor dem Garten des Schmerzes so wichtig war, ist völlig unwichtig geworden.

Vielleicht war es einem Menschen wichtig, immer die Wohnung gründlich zu säubern, alles pikobello zu haben.

Jetzt, in Anbetracht der neuen Situation, ist das nicht mehr wichtig. Vielleicht ist es viel wichtiger, Menschen, die uns etwas bedeuten, mehr Zeit zu schenken.

Ein anderer Mensch ist möglicherweise demütig geworden. Er hat erkannt, dass er nicht alles unter Kontrolle hatte und niemals haben wird. So mancher findet zu Gott. Eine Frau hat mir nach einem harten Schicksalsschlag gesagt: „Es war alles ganz schlimm, und es ist auch noch schlimm. Doch ich habe zu Gott gefunden."

Es gibt auch die Anderen, die im Seelengarten des Schmerzes im Eingangsbereich stehen bleiben und mit Gott hadern. Das ist sehr traurig, weil es so wenig Trost gibt, den sie für sich nehmen können. Es trägt niemand Schuld. Auch nicht, wenn wir die Hände, die uns gereicht werden, ablehnen.

Doch bei den Allermeisten ist es so, dass sie für sich aus allem Leid auch etwas Positives entdecken können.

Das Leben allgemein ist nie nur eine Seite der Medaille. Wir haben immer zwei. Die alten Chinesen haben uns das Yin- und Yang-Symbol geschenkt. In ihm erkennen wir einen Kreis. Eine Hälfte ist hell, die andere ist dunkel. In der dunklen Hälfte ist schon der helle Kern enthalten. In der hellen Hälfte sieht man den dunklen Kern. Nichts kann den Wandel des Lebens besser symbolisieren. Wir verweilen nie nur in dem einen Pol. Sind wir in ihm, wartet schon der andere auf uns.

Im Bereich der positiven Lebensdinge ist das oft traurig. Die Hochgefühle der Freude oder des Glücks halten nicht ewig an. Es geht vorbei.

Doch in Situationen des Schmerzes heißen wir diese Tatsache willkommen. Auch der Schmerz geht vorbei. Es ist gut, dass es so ist. Es ist ein Geschenk des Lebens an uns. Dafür sollten wir dankbar sein. Alles geht irgendwann vorbei, weil sich das Leben ständig verändert.

Gut kann es sein, wenn wir erkennen, dankbar zu sein. Nichts ist selbstverständlich. Jeder Augenblick ist ein Geschenk.

Aus schmerzhaften Situationen können wir im Nachhinein oft das feststellen, was wir gewonnen haben. Das kann Mitgefühl sein oder auch Vertrauen. Nie hätten wir geglaubt, dass unser Nachbar so ein toller Mensch sein kann. Wir erkennen dann wirkliche Freunde. Wir sehen nun aber auch die „Freunde", die wir vorher als Freunde bezeichneten. Als wir sie gebraucht hätten, waren sie nicht da. Wir sehen die Anderen in einem ganz neuen Licht. Vielleicht haben wir auch nichts Gutes erwartet von

Menschen, die dann plötzlich für uns da waren. Wir gewinnen ganz neue Freunde und ganz neue Einsichten. Die Spreu darf sich so einige Male vom Weizen trennen.

Und wir erkennen auch uns. Wir entdecken unsere Kraft und finden ganz neue Quellen im Seelengarten der Kraft.

Im Nachhinein fragen wir uns: „Wie habe ich das alles nur geschafft?"

Denkbar fragen wir uns auch: „Wie habe ich das alles nur ausgehalten?"

Und wir haben es ausgehalten, was wir uns nie vorstellen konnten. Wir hätten nie gedacht, dass wir so stark sein können. Das Geschenk, welches wir durch diese Erkenntnis erhalten ist Selbstvertrauen.

Mit unseren Lichtern in den Händen wandern wir durch den Seelengarten der Trauer. Alle Erfahrungen, die wir hier sammeln, tragen wir in den Garten der Erfahrung. Manchmal durchschreiten wir auch aus dem Land der Trauer heraus den Garten der Erkenntnis. Hier erfahren wir Unterstützung in unseren neuen Erkenntnissen. Möglicherweise legen wir ganz neue Blumenbeete in diesen Gärten an.

Was wir selbst erfahren und erkannt haben, können wir mit anderen Menschen teilen, sie trösten, weil wir wissen, wie es ihnen geht, wenn sie durch das Tal des Schmerzes wandern.

Hier stehen wir nun mit dem Licht in der Hand. Wir leuchten Anderen den Weg, dass auch sie ihr Licht finden können.

Mit den Lichtern in den Händen dürfen wir auch unser Leben neu ordnen. Vielleicht ist ein Mensch, der an unserer Seite war, von unserer Welt gegangen. Seinem Vermächtnis, seine Liebe dürfen wir nun weitertragen. Sein Leben dürfen wir nun weiterleben. Ihm zu Ehren dürfen wir nun etwas Gutes tun, was auch er gern getan hätte.

Möglich sei auch, wir haben im Garten des Schmerzes eine schwere Krankheit durchgestanden mit Kraft zehrenden, erforderlichen Therapien. Nun haben wir es überstanden und gelten als geheilt. Doch wir sind nicht mehr der, der wir vorher waren. Wir mussten uns von einigen Dingen verabschieden. Menschen sitzen nach Unfällen im Rollstuhl, andere haben eine chronische Erkrankung, die zwar keine Lebensgefahr mehr darstellt, aber doch eine erhebliche Einschränkung der bisherigen Lebensqualität. Der Verlust darf im Garten der Trauer betrauert werden.

Trauer ist traurig. Mit dem Licht in der Hand stehen wir nun da und sind traurig. Im Garten der Trauer ist viel Platz. Es gibt eine große Wiese mit Flüssen der Tränen, ähnlich, wie im Seelengarten des Schmerzes. Hier dürfen wir uns zurückziehen, wenn es schwer ums Herz wird, dass uns das Wasser der Seele reinigen darf.

Dann wandern wir auf einen Berg. Es ist der Berg der Ruhe. Wir können alles überschauen und wissen, wir können nicht tiefer fallen als in Gottes Hand. Bestenfalls fühlen wir diese tragenden Hände unter unserem Berg der Ruhe.

Von dem Berg steigen wir behutsam nach unten ins Tal des Friedens.

„Selig sind die Friedfertigen; denn sie werden Gottes Kinder heißen", wird es in der Bergpredigt von Jesus verkündet.

Mit dem Licht in der Hand dürfen wir Frieden schließen. Was sollten wir sonst Besseres tun? Frieden schließen, annehmen was ist, was wir ohnehin nicht verändern können. Mit dem Frieden können wir wieder aufatmen und eventuell die einst verlorenen Gärten, die im Seelengarten des Schmerzes unsichtbar für uns waren, wieder neu entdecken. Vom Garten der Kraft und vom Garten des Mutes ist es nicht mehr weit in den Garten der Freude.

Sicher wird es nie wieder wie vorher werden. Es wird anders. Aber es wird wieder Freude geben, die aus der Hoffnung heraus geboren werden darf. Es wird vielleicht eine andere Freude sein.

Doch wir stehen wieder auf, gehen wieder in unser Zentrum, den Garten des Lebens und leben weiter mit dem, was ist.

18. Garten der Hoffnung

„Die Hoffnung stirbt zuletzt", heißt es in einem alten Sprichwort.

Solange Hoffnung besteht, ist ein Licht aus der Dunkelheit heraus sichtbar.

Wie oft wird uns die Hoffnung genommen? Diagnosen werden gestellt, die das Ende des Lebens ohne Rücksicht auf den einzelnen Menschen schon mit prophezeien. Hoffnungen werden genommen, weil einer glaubt, die Wahrheit zu kennen. Dabei kann es selbst, wenn es eintausend Mal so war, jetzt eben anders sein.

Es gibt Spontanheilungen. Menschen, die von der Medizin als austherapiert aufgegeben wurden, waren plötzlich geheilt. Was hat zu diesen Spontanheilungen geführt? Ich kenne zwei Fälle, die eine Spontanheilung von einem Tumorleiden erfahren haben. Sie haben nichts Besonderes gemacht. Sie haben sich mit dem Schicksal abgefunden. Sie haben ihr Leben aufgeräumt und waren anschließend geheilt. Eine Frau hat ihre Wohnung weiter vermietet, ihre Tiere abgegeben und ist ins Hospiz zum Sterben eingezogen. Sie hatte keine Angehörigen, die sie pflegen konnten. Nach wenigen Monaten ist sie aus dem Hospiz auf ihren eigenen Beinen heraus marschiert und lebt seit fünf Jahren ohne Anzeichen einer Erkrankung. Sie hat weder ihre Ernährung geändert, noch eine bestimmte Meditation vollzogen. Sie hat nur ihr Leben mit ihrem Schicksal angenommen und hat sich fallen lassen, in Gottes Hand. Sie hatte Hoffnung, nicht auf ein Weiterleben, sondern darauf, dass alles richtig ist, wie es ist.

Im Seelengarten der Hoffnung blühen Blumen. Sie erblühen und verblühen. Alles geschieht zu seiner Zeit. Die Blumen erzählen uns ihre Geschichten. Sie verzaubern uns mit ihren verschiedenen Düften. Der Duft der Rosen lässt uns zuversichtlich in die Zukunft schauen. Wir müssen keine Angst haben, vor dem was kommt. Wir wissen nämlich nicht, was kommen wird. Die Gedanken, die wir von der Zukunft haben, sind lediglich Ideen von ihr. Was dann wirklich sein wird, können wir noch nicht wissen.

Wie oft haben wir uns Gedanken gemacht und hatten Ängste vor Dingen, die dann doch ganz anders waren, als sie in unsere Realität traten?

Schade um die Zeit der Sorgen. Sie waren gar nicht notwendig. Denn es kam anders, als wir dachten. Unsere Angst davor war unbegründet. Der Duft der Rosen lässt uns entspannt in die Zukunft sehen. Wir müssen uns nicht um „ungelegte Eier" sorgen.

Der Duft des Lavendels verströmt die Ruhe. Er kann unsere Gedankenflut beruhigen.

Pflanzt der Gärtner neben seine Rosen im Garten den Lavendel, so hält dieser die Schädlinge von den Rosen fern. Der Duft des Lavendels beruhigt unsere Gedanken, hält sie von uns fern. Der Duft der Rosen gibt uns Zuversicht.

Der Salbei reinigt uns von schädlichen, unheilsamen Einflüssen, das Veilchen schenkt uns Hoffnung. Es blüht im Frühling, verzaubert mit seinem violetten Strahlen die Frühlingswiesen und sagt: „Hallo, überall erblüht neues Leben. Es gibt Hoffnung."

Die Hoffnung, dass Wunder geschehen, liegt in einer großen Schatztruhe im Seelengarten der Hoffnung.

Es gibt so viele Wunder. Jeden Tag geschehen Millionen von Wundern.

Im Seelengarten der Hoffnung können wir die Wunder sehen, die wir im Seelengarten der Angst nicht erkennen konnten.

Hier blühen die Blumen, neues Leben entsteht und alles wird gehalten in den großen Händen der Schöpferkraft.

Im Seelengarten der Hoffnung begegnen uns die Barmherzigen. Sie sind es, die uns Hoffnung geben, wenn wir sie verloren haben. Sie schenken uns Zuversicht in unserer Not. Sie sind die Engel, die uns begegnen, wenn wir einen brauchen. Sie kommen in unseren Seelengarten der Hoffnung, um uns neues Licht zu schenken.

19. Garten der Barmherzigkeit

„Selig sind die Barmherzigen; denn sie werden Barmherzigkeit erlangen", sind die Worte von Jesus in seiner Bergpredigt.

Wer sind die Barmherzigen?

Sind es die, die Erbarmen haben, mit denen, die in Not sind? Auch, wenn sie sich schuldig in unseren Augen gemacht haben, brauchen sie jetzt aber unsere Hilfe?

Wie oft flehen wir um Erbarmen?

Wir wissen, dass wir Unrecht taten. Flehen wir um Erbarmen, dann bitten wir um Vergebung.

Wer aufrichtig bereut und versucht, Dinge wieder gut zu machen, dem sollte vergeben werden. Wer uns aufrichtig um Vergebung bittet, dem sollten wir sie gewähren. Im Bewusstwerden eigener Fehler sollten auch wir um Vergebung bitten.

Was nützt es uns, ewig die beleidigte Leberwurst zu spielen? Wem dient der Stolz?

Jeder Mensch macht Fehler. Jedem fehlen irgendwann mal die richtigen Worte. Jeder rastet irgendwann mal aus. Warum in diesem Augenblick all das Gute, was vorher war, wegwerfen?

Wir Menschen neigen dazu, Negatives aus der Erinnerung stärker zu bewerten. Das Positive verblasst dann. Haben wir mit einem Menschen eine negative Assoziation, brauchen wir drei positive, um das Negative einigermaßen verblassen zu lassen. Ist das nicht katastrophal? Ich denke an die vielen Partnerschaften, die zerbrechen, weil ein Negatives so viel Positives überwiegen kann.

Das Gute daran ist: Wir wissen jetzt, dass es so ist.

Ist uns dieses Ticken unserer inneren Wahrnehmung bewusst, können wir uns darauf einstellen.

Geschieht etwas für uns Negatives durch einen Menschen an unserer Seite, so können wir in diesem Moment seine positiven Seiten in unsere Gedanken rufen. Die hat er bestimmt, sonst wäre er ja nicht so nahe bei uns. Des Weiteren können wir auch in unser Verhalten sehen. Waren wir selbst immer fair dem Anderen gegenüber? Haben wir nicht auch schon mit Steinen geworfen, während wir im Glashaus saßen?

Bevor wir durch negatives Verhalten Anderer sofort reagieren, sollten wir durchatmen. Der Atem lässt uns auf uns selbst fokussieren und gibt uns Ruhe. Die genannten Gedanken im vorherigen Abschnitt helfen uns dann vielleicht eher zur Barmherzigkeit. Wir können Einigem lächelnd begegnen, statt

aufbrausend die Situation noch anzuheizen. Wir können dann auch vergeben.
Wer vergeben kann, dem wird vergeben werden.
Sie erinnern sich:
„Selig sind die Barmherzigen; denn sie werden Barmherzigkeit erlangen."
Auch Jemandem, der Unrecht in unseren Augen tat, beizustehen, wenn er in Not ist, ist Barmherzigkeit.
Wie oft sind wir nachtragend? Wie oft verurteilen wir einen Anderen, ohne seine Beweggründe für sein Verhalten zu kennen?
Die Barmherzigen haben Erbarmen aus ihrem Herzen heraus.
Der kleine Prinz sagt uns: „Man sieht nur mit dem Herzen gut."
Die Menschen, die das Erbarmen haben, schaffen es, ihren Verstand, der uns mit seinem Ego Rache einreden will, zu überrennen. Sie überrennen ihn mit ihrem Herzen.
Sehen wir ein Herz, denken wir nichts Böses.
Wir denken an die Liebe, die aus dem Herzen kommt.
Im Seelengarten der Barmherzigkeit dürfen wir eintreten in ein großes Herz. Wir dürfen großherzig sein oder werden. Es ist möglich, jederzeit für sich den Entschluss zu fassen, etwas zu werden, was wir bisher nie waren. Sollten wir sehr nachtragend gewesen sein, können wir sofort beschließen: „Ab heute bin ich barmherzig." Im Seelengarten der Barmherzigkeit steht das große Herz für uns bereit.
Ich gebe zu, es ist im Leben nicht immer einfach, Menschen, die uns sehr wehgetan haben, von denen wir uns ungerecht behandelt fühlen, wirklich zu

vergeben. Wenn sie in Not geraten, ihnen unsere Hand zu reichen, ohne den Hintergedanken zu hegen: „Das geschieht dir Recht."
Doch, ich wiederhole: hatten wir immer rechtens gehandelt?
Waren wir immer großzügig?
Haben wir nie Anderen wehgetan?
Sind wir immer nur die Lieben?
Wer wirklich ehrlich zu sich ist, wird auch bei sich selbst einige Durststrecken des „Liebseins" finden.
Mit dieser Gewissheit fällt es uns leichter, in den Seelengarten der Barmherzigkeit einzutreten, uns in dem großen liebenden Herzen niederzulassen und Frieden zu schließen.
Kein Mensch ist vollkommen.
Im Mitgefühl lassen wir uns tragen, wenn wir es brauchen. Mitgefühl dürfen wir geben, wenn es gebraucht wird.
Eine Hand halten, Trost spenden, aus dem großzügigen Herzen der Barmherzigkeit heraus. Wir schenken uns dem Anderen. Wir schenken uns dem Leben. Für dieses Geschenk bekommen wir viele Geschenke zurück. Vielleicht ist es sogar das Wichtigste, was am Ende unserer Tage zählt.
Was ist mehr Wert als das, was wir Anderen und dem Leben schenken?
Was ist mehr Wert, als die Dankbarkeit und die Liebe, die wir bekommen und die unser Herz berührt?

20. Garten der Liebe

Sehr viel wurde über die Liebe geschrieben, gesungen, gesagt und spekuliert.
Meist verstehen wir unter Liebe die Liebe zwischen Mann und Frau. Immer wieder bemühen sich Dichter, Sänger und Songschreiber die Gefühle zu vermitteln, die die Liebe mit sich bringt. Vom Verlieben, bis hin zur großen Liebe, zum tiefen Schmerz, den Trennungen und unerfüllte Liebe mit sich bringen.
Über kein anderes Thema wurde und wird so viel philosophiert, wie über die Hochgefühle und schmerzlichsten Gefühle der Liebe.
Der Schmalz tropft so manchmal aus den Ohren beim millionsten Liebeslied dieser Erde.
Die Liebe, die sich erfüllt oder nicht erfüllt. Die Liebe, die erwidert wird oder nicht. Immer die Liebe.
Jeder scheint diese Gefühle nur allzu gut zu kennen. Alles dreht sich um das Eine: die Liebe. Verlassen hat uns die Liebe des Auserwählten und schon wird aus dieser Liebe der Hass. Das geht ganz schnell. Die Liebe erschafft Bedingungen: „Wenn du mich liebst, dann liebe ich dich auch."
Doch wird uns die Liebe versagt, dann: „Liebe ich Dich nicht mehr."
Dann geht es aber zur Sache. Nichts an dem Expartner oder an der Expartnerin ist mehr richtig. Wir finden nur noch die Schwächen, das Negative. Wo ist die Liebe geblieben? Eifersucht sucht verzweifelt nach der Liebe. Immer wieder Bedingungen. Was hat das alles mit der Liebe zu tun?

Meinen wir mit diesen Dingen wirklich die Liebe oder ist das nur ein anderes Wort für das Bedürfnis nach Liebe, welches erfüllt werden möchte?
Wahre Liebe kennt keine Bedingungen.
Wahre Liebe kennt keine Eifersucht.
Was ich wirklich liebe, das möchte ich frei und glücklich sehen.
Die Mutter, die auf ihr Kind sieht, möchte, dass es glücklich ist. Sie liebt ihr Kind bedingungslos. Selbst, wenn es mit dem Ball das Fenster getroffen hat, wird das Kind von der Mutter noch geliebt.
Im Seelengarten der Liebe gibt es nur das eine Gefühl der wahren Liebe, die bedingungslos ist. Ansonsten befinden wir uns in den Seelengärten des Zweifels, der Ängste, der Kontrolle, des Schmerzes oder der Trauer.
Viele so genannten „Liebespaare", die besungen und bedichtet wurden, sind eher im Seelengarten der Kontrolle, als im Seelengarten der Liebe. Wer das Handy seines Partners misstrauisch durchsucht, ist im Seelengarten der Kontrolle, nicht im Seelengarten der Liebe. So einfach ist das. Eifersucht entsteht nicht aus Liebe, sondern aus Angst vor Verlust dieser Liebe. Wer sich wirklich im Seelengarten der Liebe befindet, braucht keine Angst, denn Angst ist das Gegenteil der Liebe.
Die partnerschaftliche Liebe wird oft als solche bewertet, obwohl sie weit von ihr entfernt ist. Was hat die Liebe mit Kontrolle oder Angst zu tun?
Liebe ist ein Seinzustand, in dem ich mich befinden kann, für den ich mich entscheiden kann, unabhängig davon, was außerhalb in meiner Umwelt ist.

Liebe trägt uns, hält uns, lässt uns aus dem Herzen heraus ins Land der Barmherzigkeit gleiten.

Im Seelengarten der Liebe fließt die Quelle des Lebens. Das reine Wasser aus dieser Quelle darf uns berühren. Wir waschen unsere Hände rein und unsere Seelen.

Wir lassen uns von der göttlichen, bedingungslosen Liebe durchströmen.

Wir werden geliebt!

Wir können diese Liebe in unserem Herzen fühlen und sie in uns und aus uns heraus strömen lassen. Wir lassen sie strömen in das Leben. Wir lassen sie strömen zu den Dingen, die uns begegnen und die Dinge, die wir aus ganzem Herzen heraus tun.

Wir reichen unsere liebenden Hände aus unseren liebenden Herzen der Barmherzigkeit großzügig denen, die die Liebe erkennen wollen.

Wir denken nicht in unserem Tun daran, was wir dafür bekommen, was wir verdienen. Wir tun es, ohne etwas zu erwarten, weil wir das, was wir tun, aus dem Herzen heraus tun, weil wir das, was wir tun, lieben.

Liebe erweitert sich in unserem Herzen. Sie ist großzügig und barmherzig.

Liebe fragt nicht, sie ist.

Im Seelengarten der Liebe ist alles gut.

Hier gibt es weder Bedingungen noch Fragen, noch Antworten.

Hier fühlen wir die wahre Schöpferkraft, die alles Lebendige beseelt.

Es scheint, als sei die Polarität aufgehoben. Hier ist das Sein, die Liebe. Es gibt nichts, was beurteilt wird,

hässlich zu sein. Selbst die schlimmste verwelkte Blume im Garten oder der hässliche, abgestorbene Baum, der keine Blätter mehr treibt, wird schön, mit den Augen der Liebe betrachtet.
Im Seelengarten der Liebe geschieht die größte Wandlung.
Alles, was in anderen Seelengärten unschön oder hässlich war, wird wunderschön.
Im Seelengarten der Angst haben wir eventuell Angst um Menschen, die wir lieben. Wir haben Angst um unsere Kinder, die die ersten Schritte in ein selbstständiges, von den Eltern unabhängiges Leben wagen. Bleiben wir in diesem Zustand im Seelengarten der Angst und kurven verzweifelt über die dortigen Autobahnen, so wird es uns schlecht gehen. Ständig kreisen die Gedanken in unserem Kopf und nehmen uns gefangen.
Bringen wir in diesem Fall die Courage auf, verlassen den Seelengarten der Angst, erfahren im Seelengarten des Mutes dann von all den Eltern, die schon vor uns die gleichen Gefühle hatten und dann ist alles gut geworden.
Oder wir denken an uns selbst. Wie war es wohl für unsere Eltern, als wir ihren sicheren Schoß verlassen haben?
Welche Freude machte sich damals für uns breit, als wir das erste Mal allein im Seelengarten der Freude ankamen und wussten: „Ich habe das geschafft, ganz allein." Wie ist unser Selbstvertrauen gewachsen!
Wollen wir nicht auch diese wunderbare Erfahrung unsern Kindern gönnen?

Dann gehen wir in den Seelengarten der Liebe. Aus ihm heraus können wir keine Ängste sehen. Wir schauen aus unserem Herzen heraus und senden unsere Liebe zu denen, die wir lieben.
In der Liebe gibt es keine Angst.
Liebe ist Liebe.

21. Garten der Weisheit

Aus der Liebe wächst Weisheit. Liebe vergibt, lässt uns barmherzig sein und lässt uns strahlen.
Im Seelengarten der Erfahrung habe ich beschrieben: Neues Wissen, welches wir erwerben wird mit dem Tun in Verbindung zur Weisheit. Das Wissen um die Dinge, gepaart mit dem Durchführen des Wissenden bringt Weisheit hervor.
Weisheit entsteht also durch das Anwenden des erworbenen Wissens. Doch das allein genügt nicht. Zur Weisheit bedarf es auch der Liebe: „Ich liebe das, was ich aus meinem Wissen heraus tue."
Der Beruf wird sozusagen zur Berufung.
Ich hörte den Ruf und folgte ihm.
Weisheit ist ein großer Schatz, der im Leben erreicht werden kann.
Wer in Weisheit ist, sucht nicht mehr. Er hat gefunden.
Das Wissen fließt aus dem Kopf in das Herz und verbindet sich mit der Liebe in unserem Herzen. Von dort aus fließt es gemeinsam mit der Energie aus

dem Herzen in unsere Hände. Mit diesen Händen handeln wir. Unser Wissen wird zur Tat.

Fehlt der Weg über das Herz, wir handeln also nur aus dem Wissen heraus, wird eine Sache vielleicht unvollständig. Es wird die bekannte: „halbherzige" Tat. Wenn wir etwas nur halbherzig tun, fehlt die Liebe. Dann können wir den Lohn im Seelengarten der Freude, für das, was wir getan haben, nur schwer erkennen. Unser Seelengarten der Freude ist dann eher eine karge Wüste. Es fehlt das Wasser, damit hier etwas erblühen kann.

Das Wasser für den Seelengarten der Freude kommt aus dem Herzen, in dem der Seelengarten der Liebe blüht.

Wir wissen von Menschen, die sich trauen, sich in ihrer Berufung selbstständig zu machen, eine Firma zu gründen, ein Geschäft zu eröffnen, eine Gaststätte oder eine Praxis, dass sie für ihre Sache brennen. Wenn sie das nicht tun, wird das Ganze eventuell scheitern. Wenn wir etwas gut machen wollen, müssen wir dafür brennen.

Das Feuer der Liebe muss in unseren Herzen leuchten, lichterloh!

Wir kennen heute die Diagnose Burnout.

Nach zu viel Brennen sind wir ausgebrannt. Deshalb ist es natürlich wichtig, auch hier an seine eigenen Kräfte zu denken und nicht ausschließlich aus den Seelengärten der Erfahrung und der Liebe heraus zu handeln.

Wir dürfen auch in den Seelengärten der Kraft, der Ruhe und des Mutes immer wieder verweilen. Das Leben ist nicht einseitig. Nur für seine Berufung zu brennen und alles andere zu vergessen, ist nicht der alleinige Weg der Weisheit.

Der Seelengarten der Weisheit lädt uns ein zu verbinden. Er lädt uns ein zu verweilen, zu leben und alle Gärten der Seele zu erforschen.

Aus dem Seelengarten der Weisheit werden wir auch manchmal in den Garten des Zweifelns geschickt, um unsere Pläne noch einmal zu überdenken. Das ist kein Zurück.

Ständig sind alle Gärten für uns geöffnet, rund um die Uhr. Wir können sie alle immer wieder betreten, um uns zu erkunden auf unserer Pilgerreise durch unser Leben. Aus allen diesen Gärten bringen wir eine Pflanze mit in den Garten der Weisheit.

In ihm finden wir uns.

Im Garten der Weisheit steht ein schillerndes Objekt mit einem wunderschönen Rahmen. Wir erkennen es zunächst von der Seite und bewegen uns darauf zu. Während wir weiter wandern, sehen wir Bäume, Blumen, einen Wasserfall, vielleicht auch andere Menschen abwechselnd im Inneren des Rahmens. Wir sind davon fasziniert und möchten wissen: „Was ist das?" Was ist das für ein magisches Instrument?

Dann sind wir angekommen.

Wir stellen uns vor dieses magische Instrument.

Wir schauen auf die innere Fläche, die von dem wundervollen Rahmen umspielt wird.

Nochmals blicken wir in das Innere.

Wir trauen unseren Augen kaum.

Was sehen wir?

Jeder sieht sich selbst und hört die göttliche innere Stimme aus seinem eigenen Herzen heraus:

„Ich bin!"
Wir suchen und suchen, doch was suchen wir eigentlich?
Jeder sucht sich selbst.
Erkenne dich selbst und du wirst erkennen.
Was haben wir davon, wenn wir uns selbst erkennen?

22. Garten der Ruhe

Ehrfürchtig verneigen wir uns vor dem Leben, welches uns trägt und uns all das zur Verfügung stellt, was wir haben. Nun kommen wir zur Ruhe. Wir dürfen bescheiden werden, denn was fehlt noch? Was brauchen wir wirklich?
Wer einmal wirklich mit seinem Körper auf einer Pilgerreise war und sein Gepäck selbst tragen musste, hat mit Sicherheit die Erfahrung gesammelt, dass man auch mit sehr wenig zufrieden ist. Wenn wir all den Ballast selbst tragen müssen, ändert sich das Bedürfnis nach dem „Haben wollen".
Warum lassen wir das, was uns belastet, unseren Ballast, nicht einfach liegen? Was brauchen wir wirklich?
Die andere Seite ist, dass wir oft glauben, wir hätten dieses oder jenes verdient!
Was haben wir verdient?
Was unterscheidet uns von Anderen, die es in unseren Augen nicht verdienen, weil wir es ja verdienen?
Was macht uns so hochmütig?

Nachdem wir uns im Spiegel im Seelengarten der Weisheit erkannt haben, können wir im Seelengarten des Zweifels noch einmal sortieren, was wir wirklich brauchen und wer wir wirklich sind. Auch im Seelenland der Unwissenheit, über das, was wir sahen, können wir uns niederlassen. Es ist keine Schande, seine Unwissenheit zuzugeben.
Wir erkennen unsere Größe und unser Kleinsein.
Im Garten der Ruhe finden wir in die Demut.
Wir können aufhören, selbst Gott spielen zu wollen.
Wir geben uns hin.
Wir kommen zur Ruhe.
Wir erkennen, dass alles richtig ist, wie es ist.
Das Lebensrad dreht sich immer weiter. Ein Stück dürfen wir nun mitspielen und auch ein wenig daran drehen.
Danke, dass wir das dürfen.
Im Spiegel habe ich bestenfalls mich selbst erkannt.
Im Seelengarten der Ruhe steht die Zeit still. So ist es ebenfalls, wenn wir schlafen. Beim Klingeln des Weckers wissen wir nicht mehr, wie lange wir geschlafen haben: Die Zeit ist weitergegangen, wir haben es nicht bemerkt.
Auch bei Arbeiten, die aus unserem Herzen mit unserm Wissen verbunden aus uns heraus fließen, vergeht die Zeit wie im Flug. Unser Empfinden für die Zeit ist sehr unterschiedlich und abhängig davon, was wir selbst tun. Wenn wir zehn Minuten auf den Bus warten, kann die Zeit zu einer Ewigkeit werden, andererseits unterhalten wir uns vielleicht während dieser Wartezeit mit einem interessanten Menschen,

ist die Zeit viel zu schnell vorüber. Dann müssen wir in den Bus steigen und finden es schade.

Im Seelengarten der Ruhe ist es still. Die Zeit steht still. Das Leben steht still. Es ist Ruhe.

Bestenfalls stehen auch die Gedanken still.

Sie haben in den anderen Gärten viele Räume.

Hier stehen sie still.

Der Spiegel im Garten der Weisheit:

„Ich bin."

Alles, was ich bin, damit identifiziere ich mich.

Ich bin Mutter, Vater, Großmutter, Großvater, Tante, Onkel, Cousine, Cousin…

Ich bin Bäcker, Künstler, Sänger, Lehrer….

Ich bin Freund, Nachbar, Ehefrau, Ehemann….

Ich bin….

Wer bin ich?

Ich bin so Viele und doch nur Einer.

Im Garten der Ruhe

Bin ich, der ich bin.

Im Johannesevangelium (15,1-8) heißt es: „Ich bin der wahre Weinstock und mein Vater der Weingärtner."

Wer ist unser Gärtner, wer versorgt uns, dass wir gedeihen können und prächtige Früchte tragen, mit denen wir Andere nähren?

Im Seelengarten der Ruhe finden wir den Gärtner.

Wir kommen zur Ruhe und dürfen erfahren:

Vielleicht haben wir immer nach Gott gesucht. Im Seelengarten des Zweifels oder im Seelengarten der Angst. Wo war Gott, als wir durch das Tal im Seelengarten des Schmerzes liefen? Saß er mit uns am Fluss der Tränen?

Überall haben wir gesucht.

Jetzt im Garten der Ruhe erkennen wir ihn und merken, dass er überall da war.
Er saß mit uns am Fluss der Tränen. Er hat uns eine Quelle im Seelengarten der Kraft erschlossen. Er tröstete uns in unserer Trauer. Er war bei uns im Garten des Zweifelns. Er saß neben uns in unserem Bus, im Garten der Angst, als wir dort über die Autobahn fuhren. Er war barmherzig, als wir Fehler machten.
Wir haben ihn überall gesucht.
Jetzt, wo wir ihn gefunden haben, erkennen wir, dass er immer da war, als wir ihn suchten.
Beruhigt lassen wir uns fallen und finden Ruhe.
Sei ruhig mein Herz und wisse, du bist Eins mit Gott.
Wer das wieder für sich so nicht akzeptieren kann, darf darüber nachdenken, ob er das Leben als seinen Gärtner betrachten möchte und so seine Ruhe im Seelengarten der Ruhe finden kann.
Dann kann es heißen:
Sei ruhig mein Herz und wisse, du bist Eins mit dem Leben.

23. Garten der Träume

Im Schlaf schalten wir unser Bewusstsein, unsere Kontrolle aus. Wir geben uns dem Schlaf hin.
Wir lassen uns ins Land der Träume entführen.
Im Land der Träume ist alles möglich.
Wir schlafen, während wir auf einer anderen Seite Höchstleistungen verbringen.

In Träumen verarbeiten wir all das, was wir erlebt haben. In Träumen erleben wir dass, was wir in unserem Wachbewusstsein nicht erleben können.
Auch Entscheidungen fällen wir nach Träumen. Oftmals erinnern wir uns gar nicht direkt an einem Traum. Wir gehen ins Bett und denken noch nach, wie wir uns entscheiden sollen, schlafen ein und am nächsten Morgen treffen wir eine Entscheidung, mit der wir uns total sicher sind. Es gibt dazu eine alte Volksweisheit, die uns bei Sorge rät: „Schlaf´ erst einmal drüber".
Danach erscheint wirklich Vieles in einem neuen Licht.
Im Land der Träume, außerhalb unseres Verstandes kann viel geschehen, wozu der Verstand nie in der Lage ist.
Der Traum zieht uns fort aus unserer bewussten Wirklichkeit, nimmt uns mit auf die Reise und schickt uns geklärt und geläutert zurück.
Es gibt leider auch Albträume, die uns panisch aus dem Schlaf reißen, so dass wir augenblicklich in den Seelengarten der Angst geschickt werden. Häufig finden wir Albträume nach traumatischen Erfahrungen. In diesem Falle sollten wir therapeutischen Rat einholen.
Im Seelengarten der Träume geht es um unsere normalen Träume, die uns helfen, mit anderen Welten, die nicht im Bewusstsein liegen, in Kontakt zu kommen.
Hier sieht es aus wie im Märchenwald.
Wir können vielleicht sogar den Elfen und den Feen begegnen.

Die Traumfee ist da und zeigt uns das Seelenland der Träume.

Kleine Kinder bekommen abends vor dem Fernsehen vom Sandmännchen Sand in die Augen gestreut. Dann schlafen sie ein. Ohne das Sandmännchen geht es nicht.

Wir brauchen Rituale. Diese geben uns Halt und Sicherheit.

Ich habe in der Einleitung geschrieben, dass unser Unterbewusstsein mit Worten weniger anfangen kann als mit Bildern. Deshalb sind wir durch die Seelengärten in reicher Bildervielfalt gereist.

Wie war diese Reise für Sie, liebe Leser?

Wurden Sie berührt von den Bildern? Haben Sie sich verstanden gefühlt?

Ich habe schon einige Menschen mit leichten Schlafstörungen erlebt, die sich von ihrer Traumfee in den Traum führen ließen, und somit waren ihre Schlafstörungen Geschichte. Ob es nun die Traumfee gibt, oder nicht, für unser Unterbewusstsein sind alle Bilder real.

Im Garten der Träume sind wir komplett in unbewussten Strukturen. Diesen Garten besuchen wir immer im Schlaf. Wir wissen nicht mehr, was geschehen ist, doch wir haben uns erholt und wir haben uns gewandelt.

Gehen wir in den Seelengarten der Träume und lassen uns entführen.

Wir lassen alles los. Wir geben alles ab. Wir nehmen Abschied von dem Tag, von den Erlebnissen und machen unsere Hände leer.

Des Weiteren gibt es auch unsere Tagträume. Wir träumen uns in eine andere Welt, wir träumen von den Dingen der Zukunft, vom Urlaub und vom Wiedersehen mit lieben Menschen.

Wir träumen von der Zukunft, bauen Luftschlösser aus Kartenhäusern, die der Wind verweht. Es macht nichts, wenn sich Träume nicht erfüllen. Das müssen sie nicht.

Im Seelengarten der Träume gibt es einen großen Park der Tagträume. Hier haben Prinzessinnen ihre Kronen versteckt und die Schatzsucher ihr Gold.

In diesem Park ist alles möglich. Wir träumen vom großen Glück.

Dann gehen wir zurück in den Garten des Lebens und lassen unsere Träume im großen Park des Traumgartens liegen.

Wünsche beim Universum sind sinnlos. Warum sollte es uns beliefern? Mit welchem Recht behaupten wir, den Lieferservice aus dem Universum zu beanspruchen?

Darauf möchte ich hier nicht näher eingehen. Das habe ich bereits in meinem Buch: „Spirituell sind die Anderen" genau erläutert.

Kehren wir zurück zum Seelengarten der Träume.

Träume können sich erfüllen, wenn sie in unserem Seelenplan vorgesehen sind. Sie müssen sich nicht erfüllen. Träume dürfen Luftschlösser sein und bisweilen sind die Träume eben Schäume, wie wir es aus dem Volksmund kennen.

Im Park des Seelengartens werden die Träume geboren.

Wer träumen kann, hat mehr vom Leben. Wir träumen uns in gute Gefühle, die in unserem Körper einen Cocktail von Glückshormonen produzieren. Dadurch fühlen wir uns gut. Und allein dafür ist der Park der Träume eine wunderbare, sehr gesunde Angelegenheit.

Träumen wir ein Stück vom Sonnenschein, auch, wenn uns gerade der Regen beträpfelt.

Träume sind das Geschenk an unsere Seele, dass sie sich frei und gut fühlen darf, egal, wie die Welt auch momentan ist.

Es gibt Menschen, die Grenzsituationen überlebt haben, weil sie, als das Unheil geschah, im Seelengarten der Träume waren. Im Seelengarten der Träume saßen sie unter den Bäumen des Parks und haben dem plätschernden Bach gelauscht, der das Lied des Lebens für sie sang.

24. Garten der Dankbarkeit

Danke für dieses Leben.

Danke den Menschen, die vor uns waren und so viele Möglichkeiten bereits für uns angelegt haben.

Danke für die Erfahrung, die wir sammeln durften.

Danke für jede Entscheidung, die wir treffen durften.

Danke, für die Zweifel, sie haben uns Bedenken gelehrt.

Danke für den Mut, den wir hatten und haben.

Danke den Ängsten, sie haben uns über uns selbst hinaus wachsen lassen. Sie haben uns in die Freude geführt, nachdem wir sie überwunden haben. Danke, für alle die glücklichen und freudigen Momente und die wunderbaren Gefühle, die damit verbunden sind.

Danke für die Quellen der Kraft, die sich uns erschlossen haben, und die sich uns noch erschließen werden. Sie zeigen uns immer wieder: Wir sind nicht allein. Danke auch für die Unwissenheit, sie lässt uns neugierig werden.

Danke für die Neugier und für jede Erkenntnis.

Danke auch für das Feuer der Wut, sie hat uns Veränderung gebracht. Sie hat uns erkennen lassen, was wir wandeln müssen.

Danke, dass sich alles wandelt, weil somit nichts für immer bleibt. Und auch, wenn wir den dunklen Kelch mit dem bitteren Wein austrinken müssen, lebt in uns die Gewissheit: Auch das geht vorbei.

Danke, dass wir Teile eines Plans sind und ein Stück weit mit planen dürfen. Danke für unseren Verstand, der uns planen lässt und uns erkennen lässt.

Danke für den Schmerz und die Trauer. Durch sie konnten und können wir wachsen und erkennen, dass wir Hoffnung haben dürfen.

Danke der Barmherzigkeit. Was wären wir ohne sie?

Danke, dass wir Vergebung finden, wenn wir schuldig werden.

Danke für die Liebe, die in unseren Herzen wohnt.

Danke für die Weisheit, die in uns erblühen darf, aus dem, was uns das Leben schenkt.

Danke für die Ruhe, die wir bei Gott oder im Leben finden, wenn wir menschlich an unsere Grenzen geraten.

Danke für die Träume.

Für alle Geschenke dürfen wir im Seelengarten der Dankbarkeit eine Blume pflanzen.
Möge dieser Garten erblühen und mit seiner Vielfalt die Pracht aller Gärten übersteigen.
Möge dieser Garten eine Ode werden, eine Ode an das Leben, eine Ode an Gott.
Das größte, womit wir bezahlen können, ist unsere Dankbarkeit.
Die Welt hat die Religion des Geldes und des Besitzes ergriffen.
Möge eine neue Religion, die Religion der Dankbarkeit in diesem wunderschönen Seelengarten erblühen. Der Duft dieser Blumen möge alles durchströmen, dass sich Keiner mehr dessen entziehen kann.
Danke, Danke, Danke!

Abschied

Am Ende unseres Lebens müssen wir Abschied nehmen. Wir gehen, wie wir gekommen sind, mit leeren Händen. Wir haben weder materielle Güter mitgebracht, noch nehmen wir welche mit.
Alles, was wir uns an materiellen Werten erschaffen haben, lassen wir zurück.
Was wir dem Leben geschenkt haben, bleibt.
Es bleibt auf der Erde und bei den Menschen, die unsere Geschenke dankbar angenommen haben.
Die tröstenden Worte, die kleinen Gesten, die Liebe bleibt da.
Der große Abschied vom Leben wird vom Leben selbst gut vorbereitet. Wie ein roter Teppich liegt er auf unserer Lebensspur, genau von dem Augenblick an, zu dem wir geboren werden.
Es ist der Teppich des Loslassens.
In allen Seelengärten, in allen Spuren, auf allen Wegen liegt er für uns bereit.
Wir können ihn nicht verlassen. Er ist allgegenwärtig und immer da.
Wie mehrfach erwähnt, das Leben ist Wandel.
Nichts können wir festhalten. Abschied ist auf allen Straßen des Lebens unser Begleiter.
Wir nehmen ständig Abschied. Dabei wissen wir nie genau, ob wir uns wieder sehen.
Wir sehen uns wieder, so Gott will.
Wir sehen uns wieder, so das Leben es will.

Wir nehmen Abschied von Menschen, von Lebensphasen, von Dingen, die uns ans Herz gewachsen sind.
Wir nehmen ständig Abschied.

Schlusswort

Wir nehmen nun Abschied.
Abschied von der Pilgerreise durch die Seelengärten.
Doch wir nehmen diesen Abschied nur in diesem Buch. In unserem Leben pilgern wir weiter durch die Gärten der Seele.
Möglicherweise sehen sie, liebe Leser, Ihre Seelenzustände in Zukunft ganz anders und auch ganz normal.
Vielleicht gelingt es Ihnen, sich einzulassen und die schöne Vorstellung der Gartenlandschaften mit in ihr Seelenleben zu nehmen.
Es ist wunderschön, wenn man sich vorstellt, man pflanzt im Seelengarten der Dankbarkeit eine neue Blume.
Ihr Unterbewusstsein, das Leben, Gott und Ihre Kinder werden es Ihnen danken.
Es ist auch beruhigend zu wissen, wenn wir im Tal der Tränen im Seelenland des Schmerzes sitzen, dass es vorbei geht und wir getröstet werden.
Ich freue mich, wenn Ihnen unsere gemeinsame Pilgerreise Gutes bringen konnte und ich freue mich noch mehr, wenn Sie, liebe Leser, eine reiche, wunderschöne Pilgerreise durch Ihr Leben erleben dürfen.
Ich verabschiede mich nun von Ihnen.
Wie eingangs vorgeschlagen, sind nun noch ein paar Seiten, die Sie selbst mit einem Seelengarten

beschreiben können, der nur ganz der Ihre ist und den auch ich nicht kenne.

Ich wünsche Ihnen alles Liebe, viel Freude, Erkenntnis und Erfahrung.

Ich danke Ihnen, dass Sie sich die Zeit genommen haben, gemeinsam mit mir durch die Seelengärten zu pilgern.

Alles Liebe

Martina Herbig

Meine Seelengärten

Quellen

Bibel:
Johannesevangelium (15,1-5)
Johannesevangelium (15,1-8)
Matthäusevangelium:
Die Bergpredigt (Kapitel 5,1-7,29)
A. de Saint-Exupery Der kleine Prinz

Weitere Veröffentlichungen von Martina Herbig

Gedankensprünge
ISBN: 978-3-7322-9849-5

Das Butterblümchen
ISBN: 978-3-7357-8480-3

Menschsein Sterben/Trauern/Leben
ISBN: 978-3-7347-9390-5

Spirituell sind die Anderen
ISBN: 978-3-7392-1855-7

Wer mich kennen lernen möchte, darf mich auch auf meinem YouTube Kanal „Martina Herbig" besuchen.